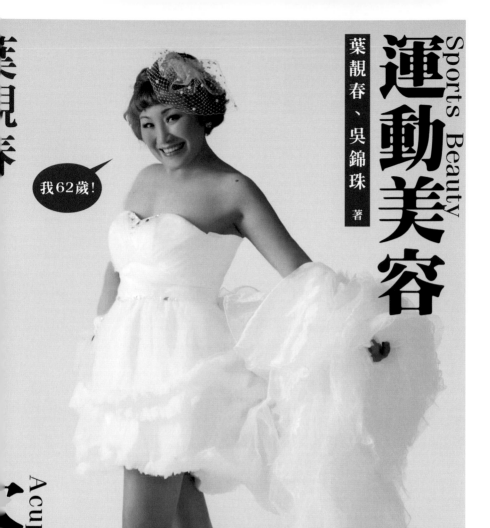

運動美容

Sports Beauty

葉靘春、吳錦珠 著

我62歲！

美見系

Acupoint Massage

目錄
CONTENT

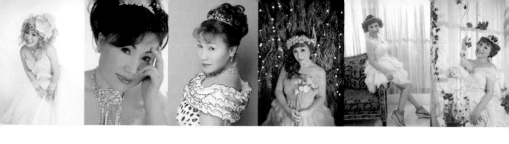

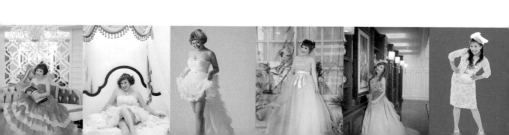

〔前言〕

獨創運動美容穴道推拿

　　我做夢都想不到，會走入穴道推拿這條路，要不是尼古丁惹的禍，我應該會在金融界服務。

都是尼古丁惹的禍

　　因為我的體質，從小就對尼古丁過敏，只要聞到尼古丁的味道，就會立刻頭痛、嘔吐。讓我從小就要為尼古丁跟別人起衝突，幸好現在拒抽二手菸。

　　為了自衛我熟練空手道，練到空手道二段；曾經當過空手道教練，教導過很多學生。空手道對打、比賽，很容易受傷，因此才因緣際會接觸到推拿，一般推拿師以男性居多，很少有女性擔任推拿師。傳統的推拿術，除了對傷者進行推拿外，還需敷藥，那味道之難聞，對皮膚又容易產生過敏。於是，我常常疑惑，若是推拿技術好，還需要敷藥嗎？

　　一向很喜歡追根究底的我，專心研究獨創「運動美容

穴道推拿」，是融合傳統推拿術、穴道指壓按摩的多項優點；利用自己的雙手「以指代針」，及搭配擁有專利的按摩器，來運動全身肌肉。

顆粒、手型、小手三種專利按摩器

為使肌肉中的脂肪燃燒，恢復彈性。就需做肌肉、經絡、身體極限三種運動。利用穴道推拿法來活躍細胞，打通全身經絡，是最自然的美容保健法，能促進體內細胞活化、增進細胞再生能力、減緩老化，讓「青春永駐」不是夢！

我專心研究穴道推拿，持續有三十多年的時間，我的老師們就是很信任我專業的一大群客戶們。我的寶貴經驗，是建立在我的臨床實驗中。在初期研究時，也曾經遭遇過種種挫折挑戰。

但從不放棄跟勇於面對挑戰的我，以研究醫學理論的心態，積極去面對我的臨床實驗。我設定目標，給自己六年的時間，來完成人體各項部位的推拿技巧。感謝老天爺的幫忙，有一群人來跟我研究探討。要成功努力是必需，但運氣也很重要，在研究過程中，絕不能出錯，不然信心就會動搖。可以無效，但絕不能傷人，很幸運的是，至今我還沒有失敗的記錄。

　　我研究的運動美容穴道推拿術，就只擦純植物油來潤澤肌膚，增加皮膚的潤滑。有效沒效，在推拿過程中，就可立即分曉。手的推拿，深度是有限的，有些肌肉骨骼的死角，很難用手推拿到，所以我精心研究（顆粒、手型、小手）三種按摩器，來代替我的雙手。

　　顆粒按摩器：為推拿肌肉的軟身運動，可軟化肌肉，增加肌肉彈性，減輕肌肉酸痛及疲勞消除，除臉部、脊椎不要使用外，適用於身體任何部位。

　　手型按摩器：為更深層肌肉的推拿，分解肌肉硬塊，使肌肉更柔軟、更健康。是運動美容推拿法、最重要的工具，適合任何部位。

　　小手按摩器：可代替大拇指來做指壓、小局部推拿肌肉，例如頸椎，任何手指壓不到的穴位，即可用小手按摩器代替。

奇蹟救回高堂老母

　　我最得意欣慰的事，就是以我獨創研發的運動美容穴道推拿術，救活我的母親。我母親因為心律不整，引起心臟病，住在加護病房將近兩個月，醫生都不看好，但我們家人不放棄，尤其是我相信一定會有奇蹟。

我每次去醫院探病，就會幫母親做穴道按摩，讓她身體舒服一些，並且保持清醒，直到從加護病房，轉到普通病房。我每天持續以穴道推拿她的胸部，幫助心臟運轉，慢慢的奇蹟真的出現了，我母親能在不使用氧氣罩的情況下，可以自己呼吸了。

不只我們全家人慶幸，連醫生都覺得驚奇！本來住在加護病房，被醫生宣判時日不多的母親，竟能順利出院，而且多活了將近十年，期間除了定期拿藥外，沒再住進過醫院，直到她回天堂。

可見我獨創研發的運動美容穴道推拿術，對人們的身體健康，真的有莫大助益。

身處 21 世紀的工商社會，幾乎人人天天都長時間處在電腦、電視機前，不停地使用智慧型手機，很少運動，身體狀況百出，加上坐姿不良、駝背、脊椎側彎、腰酸背痛等各種毛病，都不再是老人的專利。

運動美容穴道推拿術，簡單而言，就是別人幫你運動的兩人運動，可以夫妻、姊妹、兄弟、同事、朋友間，互相利用我獨創研發的：顆粒、手型、小手三種按摩器，來做身體運動推拿。省時省力更有效率，保持健康青春長壽，不僅增進親情，更可收美容保健之效。

穴道推拿救回母親

　　我發現純粹利用雙手做為工具的傳統推拿術，其按壓的深度是有限的，對人體許多肌肉及骨骼的死角，很難用手觸及。因此，我精心研發出木製的按摩器，來補強雙手的限制，透過大手型、小手型、顆粒型按摩器的交替使用，讓我能夠以最適當的力道，對人體全身每一個部位施力與處理。

八十二歲高齡母親重拾健康

　　除了上述成效之外，在發展「運動美容穴道推拿」的過程中，以豐胸為目的健胸研究，意外地讓我發現這項技術，對心血管疾病的良好療效。

　　一九九七年，我的母親因為心律不整引發中風，在主治醫師都不看好的情況下，在加護病房住了兩個月。待出院回到家裡，因母親年事已高，我們沒有採取傳統的醫院復健。

　　我基於過去以穴道進行健胸美容的功力，開始嘗試每日為母親的頭頸、胸腔、心臟等部位，進行穴道按摩。在這近十年來，母親從最初出院時，需要靠呼吸器幫助呼吸，到後來可以完全不借用外力而自行呼吸；且原本癱瘓的手腳，以及無法轉動的頭頸部，因為我每日不斷的推拿穴道按摩，而有明顯改善。

　　我的母親不但能夠順利的進行轉頭動作，她癱瘓的手腳也逐漸恢復運動功能，從僅能臥床的狀態，進步到可長時間坐在座椅上。更重要的是，母親當時是八十二歲的高齡，臉色反而較生病之前更為紅潤、皮膚變得更為光滑細緻。完全沒有一般老年人會出現的乾癟現象。除了必須定期到醫院回診、領取藥物之外，十年間我母親沒有再進過醫院住院。

兼具美容與保健治療功效

　　我的父親曾經因年邁，意外摔傷而無法行走，同樣在我每日悉心按摩穴道的推拿之下，當時已高齡九十一歲的他，僅需要一隻枴杖的簡單協助，即能靈活行走各處。

　　長達三十多年來，我精心獨創研究的「運動美容穴道推拿」寶貴經驗的累積，讓我發展出一套，兼具美容與保

健治療功效的「運動美容穴道推拿」技術。

　　所有嘗試過我穴道推拿的客戶們，都是我最佳的見證。在現代這個資訊化爆炸的社會中，無論是上班族或學生族，大多數因為久坐桌椅，或長期使用電腦，而產生身體上種種不適。即使下班放學回家後消磨時間：看電視、長時間滑智慧型手機，對於缺乏運動又懶得運動的現代人來說，駝背、椎脊側彎、腰酸背痛等症狀很多。對於每天操持家務的家庭主婦而言，更是媽媽手或媽媽肘的好發者。

　　我所開發的「運動美容穴道推拿」就是一種「由別人幫助你運動，以達到美容與健身功效」的技術，除了由我本人親自操作之外，我更提倡全家人一起來學習這項穴道推拿技術。透過夫妻、親子、兄弟姊妹、朋友之間，互相來做這項身體運動推拿，不僅增進親情，更可收美容保健之效。

〔自序〕
從金融界斜槓專精穴道推拿

我的本名葉淑貞，後改名葉思宜，現名葉靚春。我精心研究運動美容穴道推拿，已經有三十多年的資深經驗，以人體臨床實驗來累積我的寶貴經驗。每一位來讓我做身體推拿的客戶，都是我的老師。

突破種種的技術實戰

正因為有這些忠誠客戶的支持，讓我在研究初期，雖然遭遇到種種困難挑戰，還能夠不斷以研究醫學理論的敬業態度，去面對一關又一關的難題，突破種種的技術實戰考驗，發揮精益求精的精神，發展出「運動美容穴道推拿」，進而掌握人體各種穴位推拿技術的精髓。

每逢客人經過我妙手回春、技到病除的推拿後，身體上各種疾病快速舒展康復，充滿感恩的謝謝我時，那種救人脫離病痛、開心快樂的成就感，是我最大的喜悅！非常感謝所有信任我的客人，感恩老天爺賜給我「運動美容穴

道推拿」的天賦。

我一直相信積極努力是成功的基本條件，除此之外，運氣也很重要。在我個人的研究過程中，我不斷警惕自己絕不能出錯，除了藉此更堅定自己的信心之外，堅守「所研發的推拿技術可以無效，但絕不能傷人」之原則。所幸，在我從事穴道推拿的幾十年裡，服務救治過眾多人，至今尚未有失敗的記錄。

我是空手道教練

回想當初會走進穴道推拿這條路，其實是無心插柳柳成蔭的結果。我進入社會的第一份工作，是在金融界服務，工作環境大多數是男性，在「拒抽二手菸」觀念尚未普及的當年，辦公環境隨時煙霧瀰漫，是很普遍的現象。

這也是我與尼古丁展開奮戰的開始。身處菸害的環境中，我發現自己的體質對尼古丁嚴重過敏，只要一聞到尼古丁，就會產生劇烈的頭痛及嘔吐反應。我這才明白，為什麼從小就要為了二手菸，與抽菸者發生衝突。察覺自己身體的弱點，引發了我探討如何改變身體健康的動機。於是，我開始閱讀相關的醫學書籍，勤奮累積相關的醫學知識。

　　另一方面，為了自我防衛，我拜師學習空手道，並且以空手道二段的資歷，擔任空手道教練。然而在這過程中，卻也經常因對打練習、或參加比賽而受傷。對於這類的運動傷害，一般都以推拿來處理，我因此開始接觸到推拿技術。

以高級精油為塗劑

　　綜觀傷科的推拿師當中，通常以男性居多，很少有女性推拿師；在技術的發展上，也以祖傳居多。傳統的推拿術除了對傷部進行物理治療外，常佐以敷藥，不但藥味難聞，還經常容易引起皮膚過敏。於是我的心裡開始起了疑惑：「如果推拿功夫好的話，還需要敷藥嗎？」

　　我因對尼古丁過敏，而開始涉獵醫學知識，加上挑戰傳統推拿術的強烈企圖心，我開始改良推拿術，研究不需要敷藥的技術，經過十多年的努力，皇天不負苦心人，終於讓我研發出獨家的「運動美容穴道推拿」。

　　對於敷藥，我取而代之的是以高級精油為塗劑，一方面可減少皮膚的摩推力，更同時兼具美容護膚的效果。當然，這項技術最重要的關鍵在於，掌握人體全身的每一個穴道。根據患者本身的症狀敘述，施以適當處置之外，我

最大的功力在於，能夠在按壓患者身體的過程中，主動探查到患者潛藏而不自知的問題點。

健康苗條美麗自信

發展至今，我的「運動美容穴道推拿術」在兩個方面有顯著的成效。

首先，「運動美容穴道推拿」顧名思義，具有美容的效果。現代因觀念的改變，不管男人或女人，愈來愈多人為了外表儀態，不惜投下鉅資接受整形手術。然而，整形手術對身體而言，是一種侵略性的改變，除了常有術後不如預期效果之外，甚至還得冒手術失敗的風險。

我的「運動美容穴道推拿術」，完全沒有這樣的風險問題，無論是豐胸、整脊、按型雕塑、去掉身體多餘的油脂……等，都可以透過我適當的穴道推拿按壓，而得到明顯的改變。

同時如前文所述，除了美容之外，因為穴道的按壓，可以促進氣血的循環，接受運動美容者，同時可以獲得健康的改善。換句話說，我的「運動美容穴道推拿」，兼具美容與治療的功效，可謂一舉兩得、一份投資雙倍報酬。

這一點可以從我多年來，眾多忠實的客戶身上得到印

證。我的客戶群當中，有人因為我的穴道推拿，身體健康得到明顯的助益之後，轉而攜家帶眷，要求我為他們進行美容保健。

我的女性客戶們更有感，除了因體態變得苗條窈窕，散發由內而外的自信美麗之外，更因為定期的推拿保養，而獲得更好的體能健康狀態。無論在工作、家庭和生活上，都有顯著的加分作用。

當然，這樣強而有力的療效背後，是我多年來，每天持續不停勤奮學習、專心研究、精益求精、不斷以人體臨床做研發的成果。

〔作者序〕
媲美芭蕾舞者，身形跳躍韻律美感

吳錦珠（國際知名暢銷書作家）

哇噻！絕美婚紗封面，簡直像仙女下凡，國色天香、漂亮得如花似玉、美不勝收！

這不是「穴道推拿」的新書嗎？怎麼封面是美麗的婚紗照啊？乍看葉靚春老師的暢銷新書時，您肯定會有這樣的疑問。

是的，我們就是要精心製作出版一本突破傳統、與眾不同、耳目一新、別開生面、創意十足、美侖美奐、易懂實用、魅力無限的《運動美容穴道推拿》暢銷新書。

葉老師的親朋好友都常用以下的讚美詞來形容她：青春永駐、漂亮美麗、健康長壽、活力十足！

葉靚春老師身材曼妙如畫，玲瓏有致的曲線，展現出女性的獨特魅力。

葉老師的身形漂亮，媲美優雅的芭蕾舞者，每一個舉手投足，都充滿了韻律和美感。

　　花容月貌、蕙質蘭心、明眸皓齒、秀外慧中、千嬌百媚、沉魚落雁、傾國傾城、絕代佳人、天生麗質、眉清目秀、出水芙蓉、月裏嫦娥……

　　這些稱讚美女的形容詞，用在葉老師身上，真是恰到好處。因為她天生容貌姣好，體態輕盈柔美、體膚潔白晶瑩、脣紅齒白、笑靨迷人可愛、外貌秀美、氣息芳香勝過蘭花。臉龐如花般的嬌艷，細長筆直的美腿，美好的體態容貌，極為美麗動人。

　　氣質美如蘭，才華馥比仙的葉老師，出生在充滿慈愛的善良家庭，上有五個哥哥、一個姊姊、排行老七的她，還有一個弟弟，父母兄姊對她寵愛有加。因自小體質對香菸的尼古丁過敏，因緣際會深入研究「運動美容穴道推拿」，成就了她救人無數的志業，並且奇蹟救回高齡的父母。

　　葉老師說：穴道推拿是源遠流長的實用保健方法，對身體有很多益處。包括提升血液循環、緩解壓力、舒緩肌肉緊張等。《黃帝岐伯按摩十卷》完整確立推拿是中醫學的一門醫療學科。《黃帝內經・素問・舉痛論》：「寒氣客於腸胃之間，膜原之下，血不得散，小絡急引故痛。按之則血氣散，故按之痛止……寒氣客於背俞之脈則血脈泣，

脈泣則血虛，血虛則痛。其俞注於心，故相引而痛。按之則熱氣至，熱氣至則痛止矣。」說明不通則痛，不榮則痛的基本病理變化。

常常有人問：推拿與按摩有什麼不同？

葉老師回答：推拿是中醫手法治療的一門學科，包含按法和摩法，推、拿、按、摩、揉、捏、拍、擊、拔伸、牽引、復位等，以中醫經絡理論為基礎，具有治療功效；按摩主要是為肌肉放鬆。

她獨創的「運動美容穴道推拿」，其研發初衷、操作原理、區分部位，其顯著的功效，在本書中都有詳盡的介紹說明與示範教學之 QR code。

很多讀者驚喜地讚嘆：「哇！葉老師的漂亮封面照片，是不是二十幾歲時拍攝的婚紗照啊？」

「這是我六十二歲時，特別去拍攝的美麗婚紗照，是六十二歲，不是二十六歲哦！」頂著一頭時髦前衛、橘紅豔麗髮色的葉老師，笑容燦爛美如花的說。

這這這，會不會太誇張啦？

對對對，就是這樣誇張啦！

葉老師看起來像少女一樣的年輕貌美、精神抖擻、元氣滿滿、總是充滿了健康與活力，歲月似乎不曾在她臉上

及身材留下痕跡。

「我自己就是最好的見證，證明我獨創研發的運動美容穴道推拿，真的是幫助人們身體健康、脈絡暢通、青春永駐、延年益壽的最佳保健之道。」葉老師強調，她將精心鑽研、獨創絕學、累積三十幾年的寶貴資深經驗，慷慨無私、毫無保留的奉獻給大家，相信對大家的身心健康青春美麗，一定會有莫大助益。

特別感謝多年摯友鄭光甫、李淑媛老師的推薦介紹，讓我有此榮幸為葉老師親自採訪並寫作新書。非常感謝采舍國際集團的創辦人王天晴博士、歐綾纖總編、何牧蓉社長及優秀編輯團隊。謝謝伊珊的精美穴道繪圖、以及志瑋設計出美若天仙的新書封面，以及所有關注《運動美容穴道推拿》的讀者們，詳讀《運動美容穴道推拿》讓您身強體壯、健康快樂、青春美麗、自信享瘦、活力充沛、長命百歲！

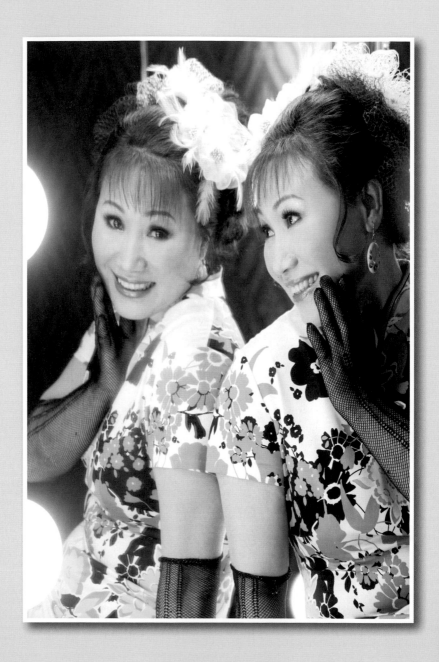

Part 1
頭部的運動美容

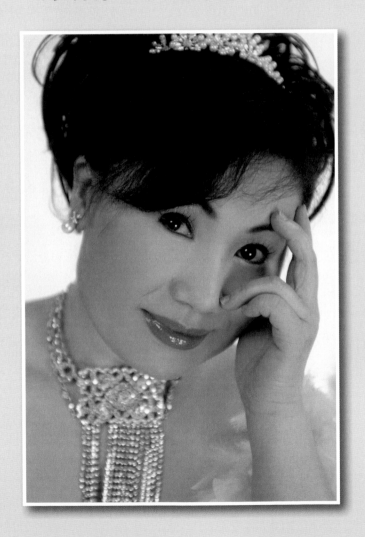

　　在走向高齡化的台灣，每個家庭都潛藏著老年人因心血管疾病而引發中風的危機。我出版這本新書之目的，也是希望讀者能透過學習「運動美容穴道推拿」，來為需要復健的家人做按摩，幫助已有中風老人的家庭。更希望能為現代的文明病，提供有效的預防之道，讓讀者在盡孝心之餘，能更輕鬆地照顧患病痛的人。

　　接下來為大家示範的教學內容，是頭部的運動美容，要是您常有頭疼煩惱的話，那麼接下來的教學內容，您一定要仔細地看哦！（掃前一頁 QR Code）

　　首先，頭部按摩所需要的工具，是我們的雙手，以及手型按摩器，頭部按摩的運動範圍是頸椎以上、整個頭部的運動美容。

　　由於頭部的組成均以頭骨為主，因此，在做穴道推拿時要非常小心謹慎，千萬不可胡亂施力，均需按照頭部的穴位來做運動美容。

穴道	穴道位置
神庭	前髮際正中上 5 吋處
上星	前髮際正中上 1 吋處
前頂	百會穴前 1.5 吋處
百會	後髮際正中直上 7 吋
后頂	百會穴後 1.5 吋
強間	腦戶穴直上 1.5 吋
腦戶	後腦正中間
風府	後髮際正中上 1 吋
風池	胸鎖乳突肌與斜方肌之間，平風府穴處。
絡卻	後髮際斜旁直上 5 吋，旁開 1.5 吋。
通天	前髮際正中直上 4 吋，旁開 1.5 吋處。
曲差	神庭穴旁開 1.5 吋
五處	曲差穴上 0.5 吋
玉枕	絡卻穴後下 4 吋，腦戶穴旁開 1.3 吋。
啞門	後髮際正中上 0.5 吋
天柱	啞門穴旁開 1.3 吋，當斜方肌外緣凹陷中。
頭維	前額兩髮際交角上入髮際 0.5 吋處
完骨	耳後顳骨處

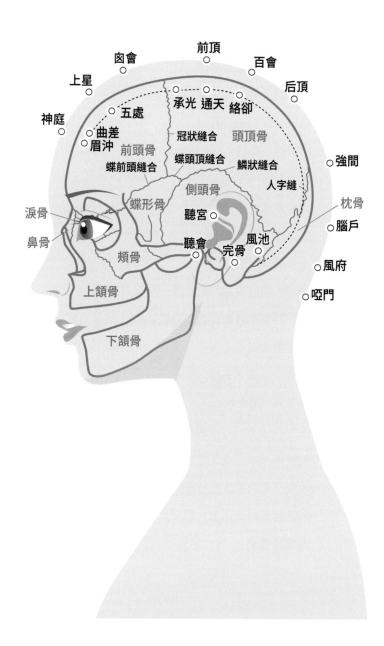

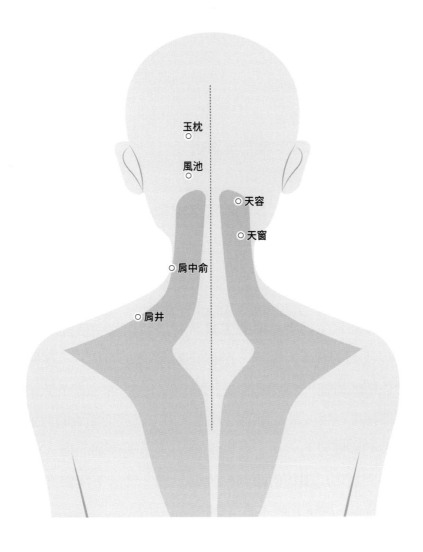

玉枕

風池

天容

天窗

肩中俞

肩井

頭部的運動美容基本手法：

一、穴道指壓

二、枕骨推拿法

三、頂骨推拿法

四、顧骨推拿法

五、額骨以及蝴蝶骨推拿法

按上述推拿後，我們頭部的運動美容就完成了。接著我們來示範頭部的穴道指壓。

一、穴道指壓

頭部穴道指壓需要的工具，就是我們的手型按摩器，輔以我們的雙手大拇指，這樣來壓穴道就可以了。首先我們先用大拇指，來壓頸椎以上頭部的穴道，整個頭的穴道，都要仔細地壓。做完後面的穴道，再來壓前面額骨的穴道，和我們蝴蝶骨的穴道，整顆頭部的穴道要仔細的壓。因為按摩穴道可以讓我們頭部的經絡放鬆，等一下我們推拿頭部的時候，頭部比較不會受傷。

二、枕骨推拿法

做完我們的穴道指壓以後，接下來要做頭部的推拿法，頭部推拿法對我們頭部幫助非常大。首先，要先來推拿的是【枕骨】，當頭部常常會覺得氣血循環不順，像缺氧的感覺時，通常都是枕骨的地方有問題，所以會頭痛或是脖子痠疼。這些跟我們枕骨、記憶力有關，所以說我們一定要仔細地推拿枕骨，氣血循環一暢通，我們頭就會越來越輕鬆。

枕骨推拿法是用手型按摩器，由下往上慢慢的推，每一寸枕骨的肌肉都要推到。在推的時候，記得要把頭髮順著方向往上壓，這樣才能夠深入我們的頭皮。

三、頂骨推拿法

推完了枕骨以後，接下來要推的是【頂骨】。頂骨是位於頭頂正中間的這塊骨頭，這塊骨頭的整塊肌肉全部都要推，我們要慢慢的推，因為這裡比較敏感。推拿頭部最大的好處，就是能夠讓我們的頭部血液循環暢通，不容易頭痛。如果有偏頭痛、頭痛或是頭暈的情形，做過頭部的推拿就會讓人感到比較清醒，不容易有頭痛的情況發生，

做頭部推拿法的效果是最好的。

四、顳骨推拿法

現在要為大家示範的是【顳骨推拿法】，顳骨推拿法一樣要用手撥開模特兒的頭髮，然後從我們的耳後，用手型按摩器開始推，由下往太陽穴的方向斜推。我們兩邊的顳骨都必須仔細推。每一塊肌肉都要推。要是你很健康的話，推到你任何一塊頭皮，都是不會疼痛的，只是有一點點酸酸的感覺，或是一點點的疼痛。若是常常有偏頭痛的人，推起來頭部都會非常地疼，而且頭皮是軟的，越推會越不痛，當你越不痛的時候，頭皮就會越來越硬，那你頭部的疼痛就會減緩，就不會那麼不舒服了。

五、額骨、蝴蝶骨推拿法

做完後面整顆頭部的推拿法以後，接下來我們要做【蝴蝶骨】和【額骨】的推拿法。若常常會頭痛、偏頭痛，都是在蝴蝶骨跟太陽穴左右的地方，所以說這裡我們就要仔細推拿它，從耳朵以上來進行。

我們先來做蝴蝶骨的推拿法，耳朵以上這塊是蝴蝶骨，我們要仔細地推，從耳朵上方往後推，順著我們的骨頭生

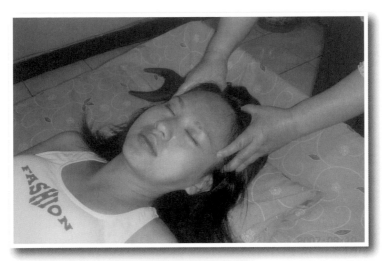

▲雙手拇指壓放鬆
　神經。

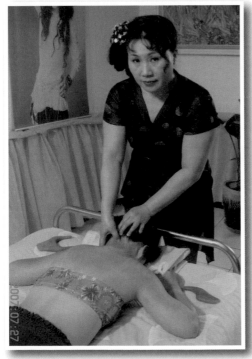

◀後腦穴道指壓減輕
　頭痛。

長方向以及肌肉紋理來推它。若是常有偏頭痛的人，這裡尤其要仔細推，因為有偏頭痛的人，在太陽穴左右處都會疼痛，若疼痛難耐，就要慢慢地推，壓深慢慢地推，速度不要太快，推到你感覺推起來不太疼痛，推到頭皮比較硬的時候，我們就要放手。

接下來我們來做額骨推拿，額骨是從額頭往頂骨的地方來推，整個額骨都要推，做額骨的時候，記得一定要扶住對方的頭，做頭部一定要邊扶住頭邊來推，這樣才不會晃動，而且重心才會穩。頭部越健康，推起來絕對不會疼痛，頭部越不健康，推起來就會有點痛，甚至會很痛。

接著我們再來做頭部的穴道指壓，先檢查我們頭部有哪裡會疼痛？頭皮有沒有比較軟？我們就需要仔細再推拿，然後詢問被按摩者，您還有哪裡會不舒服或疼痛呢？或是頭部有沒有比較輕鬆？這樣的話我們頭部推拿才算是大功告成！

六、頭部的 DIY 自行法

我們現在來做【頭部的 DIY 自行法】。

首先我們要先準備一個比較不尖的梳子，來梳理推拿頭部。我們先做【枕骨推拿法】，先梳枕骨，由下往上慢

慢的梳到頂骨的地方，頂骨也是往前梳，梳完了再來梳顳骨的部份，由斜後方往前梳，記得一定要壓進去再梳，速度越慢越好，不要太快，兩邊的顳骨都要仔細梳理。

梳完顳骨以後，接下來要來做【額頭推拿法】，額頭推拿法也是用梳子，從額頭往頂骨方向來梳，慢慢地梳，速度越慢越好，記得一定要壓進去，太尖及太利的梳子不能用，一定要用越鈍的、越粗的梳子比較好，才不會梳傷頭皮。

做完了額頭以後，接下來做【蝴蝶骨推拿法】，蝴蝶骨的推拿法也是一樣，由太陽穴的地方往後梳，兩邊的蝴蝶骨都要梳，梳完了蝴蝶骨，整個頭部的 DIY 推拿法就完成了。

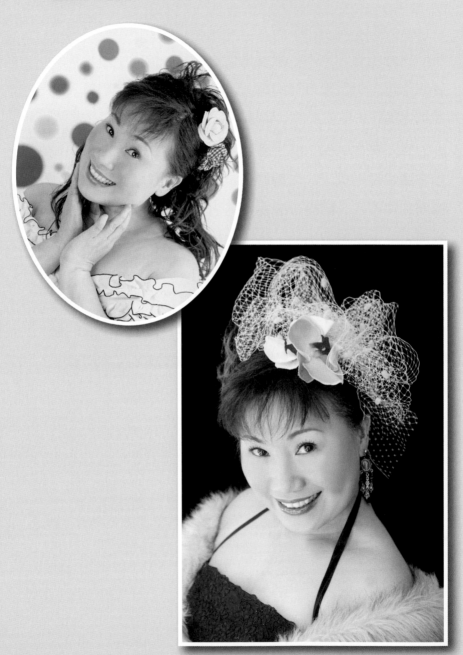

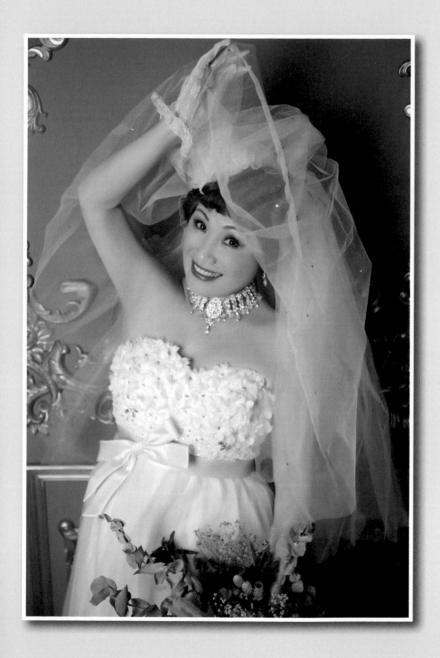

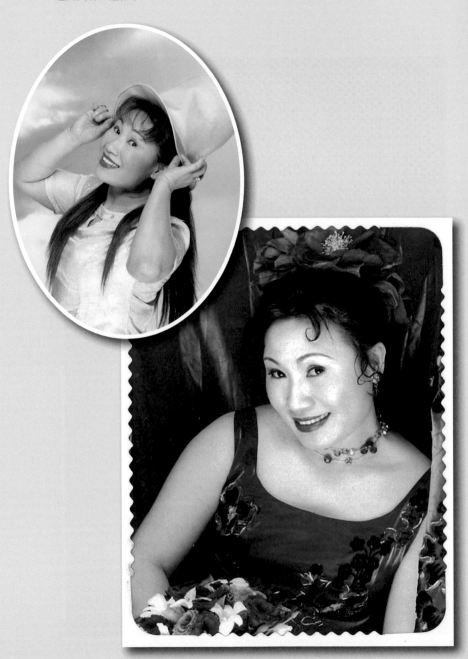

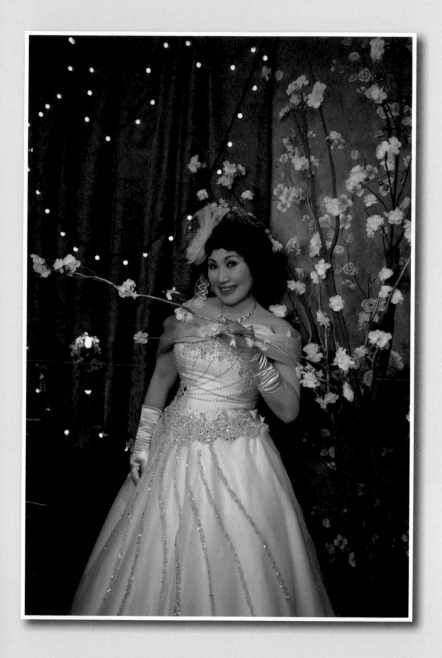

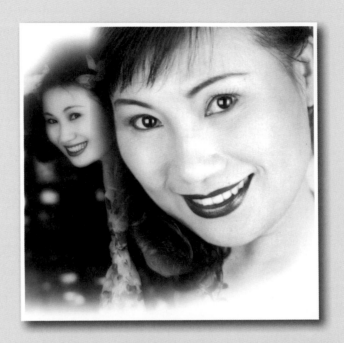

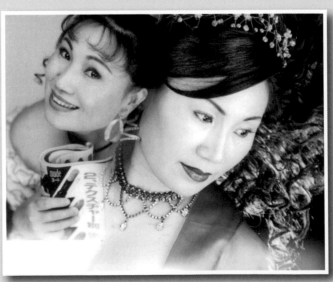

Part 2
手工拉皮修正臉型

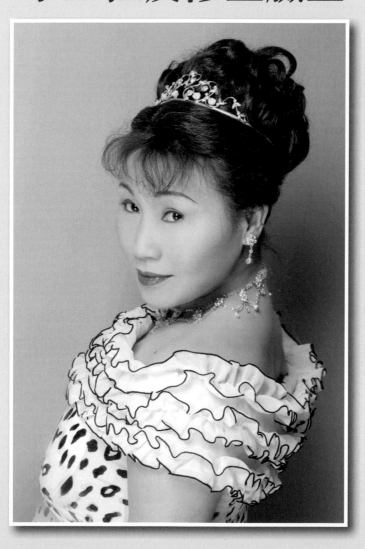

此章節我要為大家講解的教學內容是修正臉型，愛美的您可要仔細研讀喔！首先，在自己的雙手先抹上油，再為模特兒臉上也均勻地抹上保養油，這樣不但可以使肌膚得到保護，並且讓運動過後的肌膚，看起來更容光煥發。

接下來我要為大家先介紹的是臉部的範圍：臉部的肌肉紋理、臉部的穴道以及修正臉型的基本手法，涉及的範圍包括從額頭至下顎骨以上的臉部區域。此外，臉部的肌肉紋理非常複雜，有牽動額頭的前頭肌，掌控眼睛肌肉的眼輪匝肌，帶動上嘴角的口輪匝肌，下嘴部的頤肌以及橫向界面的頰肌，這些肌肉都非常重要。所以我們必須按照臉部的肌肉紋理，來做肌肉運動與臉部的穴道按摩。

按摩這些穴道能使你精神飽滿、眼睛晶亮有神、神采飛揚，修正臉型的基本手法如下：

一、臉部穴道指壓：臉部肌肉推拿法、壓臉法（正面
　　和側面）、臉部韌帶提拉法、手扣推拿法。

二、臉部韌帶提拉法

三、臉部肌肉提拉法

四、臉部提拿法

臉部的穴道分為：

穴道	穴道部位
中心部位的有：	
迎香	手陽明大腸經腧穴： 鼻翼旁 0.5 吋。 主治病症：鼻塞、口眼歪斜、面癢。
水溝	人中溝中央正鼻孔處。
眼睛部位的有：	
太陽穴	眉尾於外眼角中間，靠近髮際處。
撰竹	眉頭凹陷中。
睛明	目內眥旁 0.1 吋。
承泣	平視，瞳孔直下方，眼眶下緣上。
四白	平視瞳孔直下 1 吋，眼眶下孔處。 主治病症：目赤痛癢、目翳、頭痛眩暈。
瞳子髎	目外眥旁 0.5 吋
以及側邊部位的有：	
絲竹空	眉梢外側凹陷中。
下關	顴弓與下頜切跡所形成的凹陷中。 主治病症：耳聾、耳鳴、聤耳、齒痛、口噤。
頰車	下頜前上方一橫指，一用力咬牙時，咬肌隆起處。 主治病症：齒痛、頰痛、面腫、口噤不語。

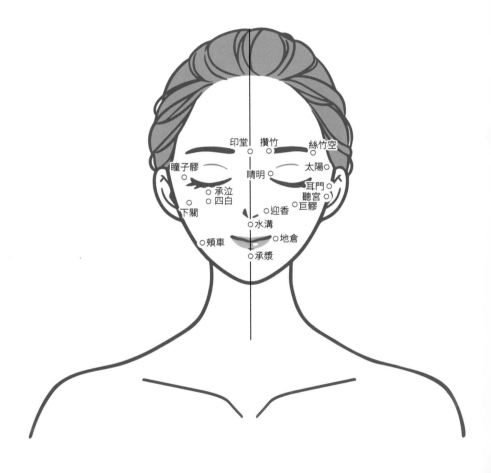

做完這些運動以後，我們再來做肢體運動。該部的肢體運動又可分為：

第一、壓推法

第二、拍打法

在做完肢體運動以後，我們修正臉型的步驟就完成了。我看過一篇報導，是這樣說的：有百分之八十的女性認為自己的臉型不夠完美，希望藉助整形手術使自己更加漂亮。其實，利用運動美容也能達到修正臉型的效果，這不是既健康又最自然的方法嗎？我們就趕快來看看吧！今天為大家示範修正臉型的一些基本動作。首先，我們在雙手上先擦上一些保養油，模特兒臉上最好也擦上保養油，這樣可以滋潤皮膚讓我們的皮膚，更容光煥發，這裡所要使用的工具裡面只有小手按摩器，來代替我們大拇指的指壓，小手按摩器的作用就是可以矯正鼻子，讓我們鼻子更加高挺。

一、臉部穴道指壓

第一個動作就是臉部穴道按摩，首先用我們的食指指腹，從鼻翼旁邊的迎香穴開始往上壓，壓到上眼角的晴明穴後，再從內往外的方向，按壓我們的眼窩到眉骨的攢竹

穴，一路按到眉尾的絲竹空穴至太陽穴的地方，食指的指腹再移到我們下眼角的睛明穴、承泣穴、四白穴，一樣由內往外壓到眼尾的瞳子髎至太陽穴。這個步驟要照著肌肉的紋理來按摩、顏面穴道的按摩次數需重複五次。

再來介紹如何按摩我們顴骨部份的穴道：首先先從顴骨的巨髎穴、顴髎穴壓到下關穴，一直壓嘴角的地倉穴和人中水溝穴的地方，這是顴骨部份的穴道。另外還要再按壓嘴唇下方的承漿穴，就是沿著下顎骨的邊緣壓，壓我們下顎骨的時候，需使用中指和無名指兩指來按壓，最後回來按額頭的神庭穴和陽白穴，壓穴道的時候要順著我們髮際方向按壓。假設對方本身的鼻骨是屬於比較塌陷型時，我們可以用小手按摩器矯正她的鼻骨，因為她的鼻骨比較平，所以我們先用食指扶住她另一邊的鼻骨，才不會讓鼻骨跑掉，另一手使用小手按摩器把她的鼻骨往中心推，推完後用兩手食指從鼻翼往眉頭推。做過顏面穴位按摩以後，會發現我們的肌肉組織和筋骨都會變得比較柔軟。

二、臉部韌帶提拉法

接下來第二項我們要做的就是臉部韌帶跟肌肉的提拉法。首先，先做臉部韌帶的提拉法，臉部提拉法最重要用

的就是我們的拇指和食指，它的出力點在我們的食指，拇指只是一個輔助食指的工具而已。食指要壓的時候，記得是用指腹，不是用指尖，剛開始要做的提拉法是從我們的上下嘴角、顴骨，上下眼角這三個部分做，這每一部份都要來拉它，我們的臉部肌肉彈性才會增強，您的臉才不會下垂。

　　首先，我們先拉下嘴角再拉上嘴角。食指從嘴角壓著然後慢慢往耳下拉，食指用力而大姆指是輔助的作用。每一條韌帶要做十下至十五下。再來是顴骨，就是從鼻翼到耳門。拉這條韌帶可以增加我們肌肉的彈性，接著再來拉我們上下眼角的韌帶，眼部的韌帶是從我們的下眼角到太陽穴，上眼角也是一樣，這樣的話可以防止我們眼部不會繼續下垂，而且可以讓我們的眼睛更加明亮一點。眼皮的拉法要小心點，因為眼部它比較敏感，所以說我們在拉它的時候盡量不要壓到眼球，用食指從眼球上方輕輕往後拉到眼尾後方的位置，拉完了上眼皮，接著我們再拉下眼皮，可防止眼袋的產生，這個地方則需要更小心一點，要請對方眼睛閉下然後放鬆，在絕對不能碰傷眼睛的條件下，上下眼角拉都拉十至十五下，在做眼皮按摩的時候要非常小心翼翼！手不能太用力、也不能速度太快，免得傷到對方

的眼球，造成傷害那就不好了，所以要非常小心，眼部多做的話，不僅能增加眼睛的靈活度，還可以預防眼睛的近視及度數的加深，兩邊臉的作法都是一樣的。

三、臉部肌肉提拉法

做完臉部韌帶拉提法以後，第三我們要做臉部肌肉的提拉法，一樣是用我們的食指與拇指弄個像圈圈，主要用食指去推動臉部肌肉來做來拉她的臉，整個臉由內往外提拉，拉到她臉頰、耳下跟下顎骨的地方。額頭的地方則用上撫法，運用我們上額的直肌跟斜肌的肌肉組織方向，使用中指、食指、無名指用撫的動作來做它，要是被按摩者的顴骨太高，我們就要壓顴骨或是敲顴骨都可以。使用我們手掌金星丘附近的部位，先請模特兒把嘴巴微微張開，再一下一下來壓顴骨，若顴骨非常的高且硬的話，我們也可以用小手按摩器來輕輕敲她的顴骨。這樣的話顴骨可以敲低一點，就是壓過以後再敲、敲完再壓，這樣的話才不會受傷。

四、臉部提拿法

假如模特兒的下顎骨比較寬的話，我們就需要修飾一

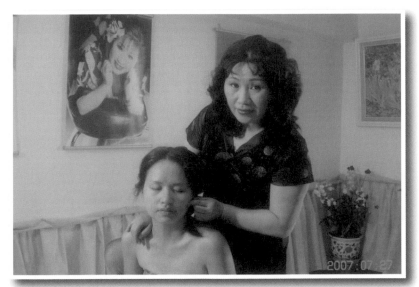

▲韌帶提拉可以拉緊韌帶，增加彈性。

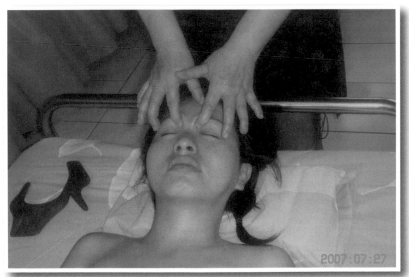

▲食指眼部指壓，能改善眼壓，並增強眼睛靈活度。

下她的下顎骨，在比較突出的地方用我們的食指及大拇指的力量來往上提，要比較省力一點的話，就是用我們小手按摩器的外側，順著她的骨頭摩擦並往上抬，這樣就能夠矯正她的下顎過方或是過大的情形。做唇部的按摩可以讓我們的嘴角不容易下垂，並放鬆我們唇部的肌肉，提高唇部潤澤度，也會比較紅潤。

五、肢體運動

1. 壓推法

　　請模特兒先躺平，推拿者用雙手從嘴角下方斜側由下往上斜推，再從顴骨地方由內往外推，再從印堂由下往上推到髮際，再從眉上往兩側斜推，同樣的方向接著再用小手按摩器推幾次，可以達到瘦臉的效果。

2. 拍打法

　　接下來我們要做的就是拍臉。拍臉是使用食指、中指、無名指由下往上拍、由內往外拍，利用指腹的肌肉來拍臉跟額頭，跟普通的臉部按摩最大的不同是，普通的臉部按摩力道都很輕，我們拍臉的動作則是要比較重一點，而且它的力量是要震到肌肉裡面，而不是摸表皮而已，所以說

要有震動的力量，這樣的話會增加臉部的潤澤，而且光澤度會增強。

六、修正臉型 DIY 運動法

拍打法

首先一樣利用我們的食指、中指、無名指的指腹來拍打我們的臉，由下往上拍，由內往外拍，一樣要用震動的手法，當我們做這個運動的時候，最好是能夠對著鏡子做，臉上一定要擦上保養油、手上也要擦一點油，才不會傷到自己的肌膚。接著我們來拍額頭，額頭的是兩手上下左右拍，從我們的印堂到髮際由下往上，拍臉的時候一定要避免拍到眼睛，可以拍打到我們的眼角後方，眼球部份不能拍，所以一定要對著鏡子來拍才不會傷害到自己。接著來按摩一下我們的鼻子，用我們食指從鼻翼外側往鼻樑中心按壓，這樣可以讓我們的鼻子越來越挺。要是您鼻子會過敏，就要常常按摩鼻子，對您會有很大的幫助。

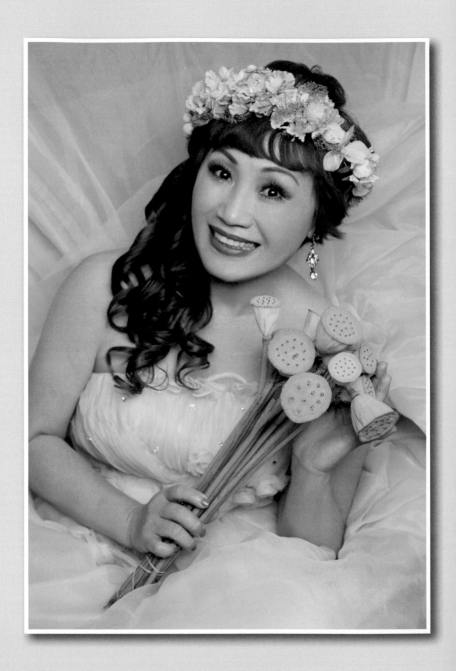

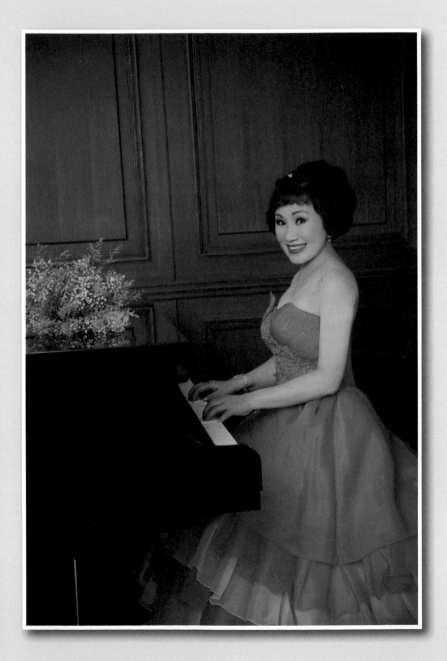

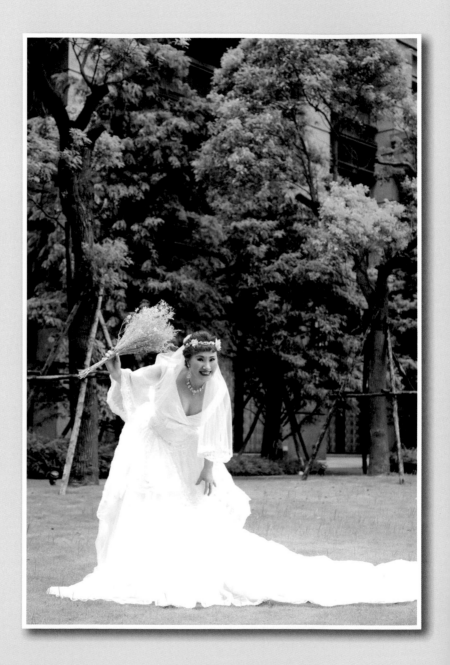

Part 3
運動美容雕塑美頸

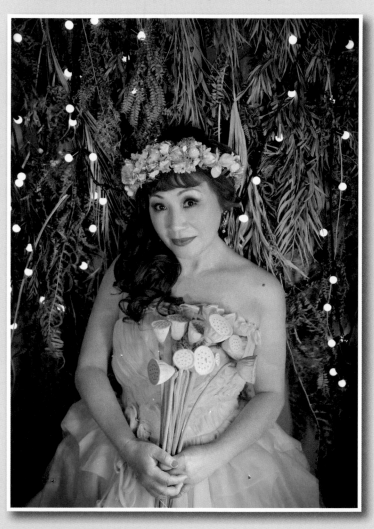

　　為您介紹的是運動美容的美頸教學，準備的工具相同：保養油和按摩器，按摩器有分手型按摩器，以及小手按摩器兩種。按照慣例我們要來介紹一下，頸部的範圍、頸部的肌肉紋理、頸部的穴道以及美頸的基本手法。運動範圍是頭部以下至肩胛骨部份，整個頸部的運動美容，由於頸部的相成肌肉是以斜向下方的廣頸肌和背面的僧帽肌為主，因此在運動的過程中，應由下往上推拿，這樣能使頸部肌肉更富有活力，並且能消除雙下巴。

　　由於頸部的穴道控制著頸部內側的血管和頸椎。因此在按摩時必須要輕柔，千萬不可猛然施力，更不可用扭轉方式轉動脖子，在頸部的肌肉只能夠用推拿法或是指壓。

　　美頸的基本手法有：

一、背面頸部穴道指壓

二、正面頸部穴道指壓

三、正面頸部推拿法

四、側面頸部推拿法

五、背面頸部推拿法

六、頸部提拿法

七、拍打法

頸部的穴道位置：

穴道	穴道位置
廉泉	喉結上方
缺盆	手陽明大腸經腧穴： 鎖骨上窩中央，前正中線旁開 4 吋處。 主治病症：咳嗽，氣喘，咽喉腫痛。
人迎	喉結旁開 1.5 吋處
水突	人迎穴下 1 吋，胸鎖乳突肌的前緣。 主治病症：咽喉腫痛、咳嗽、氣逆、喘息。
扶突	胸鎖乳突肌與喉結相平處
天鼎	手少陽三焦腧穴： 乳突後下方，胸鎖乳突肌後緣近髮際處。 主治病症：頭痛、面腫、目昏、暴聾。
翳風	乳突前下方，平耳垂下緣凹陷中。 主治病症：耳鳴、耳聾、口渴、口噤、齒痛、頰腫。
頰車	下頜骨前上方，咬肌隆起處。
天容	下頜角後方，胸鎖乳突肌前緣凹陷處。
天窗	下頜角後方，天容下 1.5 吋。
風池	胸鎖乳突肌與斜方肌之間，平風府穴處。
大椎	督脈經腧穴： 第七頸椎棘突下 主治病症：頭項強痛、瘧疾、熱病、咳嗽氣喘。
風府	後髮際正中直上 1 吋 主治病症：頭痛、項強、目眩、咽喉腫痛、中風不語。
啞門	後髮際正中上 0.5 吋
天柱	足太陽膀胱經腧穴： 啞門穴旁開 1.3 吋，當斜方肌外緣凹陷中。 主治病症：頭痛、項強、鼻塞、咽腫、熱病、肩背痛。

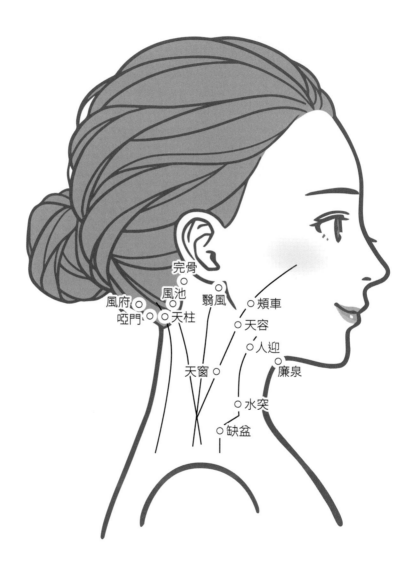

完骨

風池

風府　　　翳風　　　頰車

啞門　　天柱　　　　天容

　　　　　　　　　　人迎

　　　　天窗　　　　廉泉

　　　　　　　　水突

　　　　　　　缺盆

接著做頸部的肢體運動，分為：

一、前低後仰運動

二、左轉右轉頭部運動

這些運動可強化頸部的肌肉，增加肌肉的彈性，現代人由於長時間維持同一個姿勢，所以常會感到頸部的痠痛和落枕的毛病等，如果你能常常活動自己的頸部，並加以伸展，相信痠痛麻的症狀就可以不藥而癒了，重享你健康的人生。現在我們就趕快來看看今天的示範吧！美頸的按摩工具需要的是：荷荷芭油、手型按摩器、小手按摩器以及桿麵棍。

一、背面頸部穴道指壓

我們先要為大家介紹的是背面頸部的穴道指壓，請模特兒趴著，額頭頂著硬枕並伸直脖子，在做頸部的穴道指壓時，我們是從頸部的後面開始做，做完穴道指壓再做肌肉推拿。背面的頸部穴道指壓，我們先從我們的後腦開始，逐步按壓到肩膀的地方，我們有七節頸椎，接著大椎穴，從大椎開始從下往上，沿著啞門、風府、天柱、風池穴等穴道來指壓，用我們的大拇指壓進去慢慢的滑動，然後到

我們肩膀的地方，從頸部到肩膀，從後腦到肩頸處屬於頸部的範圍，後面是屬於督脈。肩頸兩側的穴道都要一起來指壓，因為它是相對的，所以我們壓的穴道是兩邊都要壓。

二、正面頸部穴道指壓

接著我們就來壓我們頸部前面的廉泉、缺盆、人迎、扶突、水突、天鼎、翳風、頰車、天容、天窗穴等穴道，指壓到我們下顎的穴道，我們頸部一定有連到下顎，也都要指壓，頸部正面屬於任脈。

我們的穴道要從鎖骨壓到我們的下顎，當我們壓下顎穴道時，就用中指和無名指來壓，壓脖子正面的穴道的時候，盡量就用我們食指、中指、無名指，來代替我們大拇指來壓，然後在壓缺盆穴時，再換成大姆指來指壓，壓進去再慢慢鬆開，重複壓。

三、正面頸部推拿法

現在要為大家示範的是正面頸部推拿法，在做推拿法以前，我們先把頸部都抹上油，在推拿的過程中，才不會傷害到我們的表皮肌膚，因為抹油最重要就是要潤滑的作用。把它抹勻了以後，接著用我們的手型按摩器，由下往

上慢慢推，推到我們下巴的地方，在我們喉結地方要輕輕
的推，壓進去，但要慢慢輕輕的推，因為頸部是非常敏感
的地方，所以不要太用力推，也不要速度太快，慢慢地加
深推拿力道才不會傷害到頸部。

四、側面頸部推拿法

　　做完正面的推拿以後，接著就要做側邊頸部的推拿，
請模特兒的頭轉向一邊，推拿者的手壓住模特兒側邊的臉，
用手型按摩器由下往上推，做頸部最重要就是速度要慢，
一定要壓進去再慢慢的推，不可太用力。一定要推到肌肉
層去，不能只推表皮，推完一邊再換另外一邊，做完以後
再請模特兒坐起來雙腳放下，推拿者先坐在模特兒左側邊，
在推肩膀時，推拿者用左手扶住模特兒的肩膀右側，這樣
的話模特兒才不會晃動。我們先從頸部的側邊開始做，做
完以後再做我們的肩膀，在推的時候要是她頸部不舒服，
或是經絡有不順的地方，或是扁桃腺跟氣管不太好的話，
在推頸部時模特兒的皮膚會有紅點或黑點出現，這紅點只
是疲勞、黑點就代表比較嚴重，紅黑點至少要三天至一個
禮拜才會消掉，紅黑點的出現是因為不好的氣，排出在我
們的表皮上，這是沒有關係的，不要緊張。在推頸部和肩

膀交界處時，這個轉彎的地方，一定要慢慢的推，把它推順暢。

五、背面頸部推拿法

　　背面頸部推拿法也是從我們的大椎由下往上推，推拿者跪在模特兒的後方，用手型按摩器從頸椎推到我們髮際的地方，兩邊髮際都要推到，正中髮際也要推到，用手型按摩器從頸椎推到肩膀處，肩膀地方我們盡量能推到模特兒的肩胛骨處，斜側部位也要推一下。頸部的推拿法做完以後，接著推拿者用雙手給模特兒按摩一下，檢查一下肌肉有沒有變柔軟，有沒有更有彈性？

　　當肌肉比較柔軟、有彈性以後，接下來我們要做修正頸椎，修正頸椎非常危險，所以要特別注意。因為頸椎比較脆弱，總共有七節，所以我們在修正頸椎的時候，需要的工具就是我們的小手按摩器，來代替大拇指操作，當推拿者手不穩，還沒有練習好，沒有專家指導時，請你不要輕易嘗試。現在我就為大家做一下示範，在修正頸椎的時候，我們要先摸一下頸椎外側有沒有鼓起的地方，或是說有很不舒服的地方還是有硬塊，要是有硬塊的話，就是頸椎有歪出來了，我們就要由椎外往椎中推，以椎為中心。

在推頸椎的時候，記得一定要用我們的手扶住模特兒另一邊的頸部，要是頸椎有歪，在推頸椎的時候會非常地刺痛！或者像是被電到般，非常的不舒服，要是頸椎沒歪，在推頸椎時不會有痛的感覺。推過以後要問一下模特兒，有沒有比較減輕疼痛？

要是有減輕疼痛，那你就推對了，你還可以再檢查一下，看模特兒還有沒有比較平或是不再疼痛，要是她沒有疼痛的話，模特兒的頸椎就已經正常了，再強調一次，頸椎非常敏感，所以不要輕易嘗試！除非說是你已經練會了才能做，頸椎兩邊都要修正，方法跟前面都是一樣的。在修正以前，一定要先摸一下她的頸椎，看有沒有哪裡有突出或是疼痛的地方？當你頸椎沒有什麼毛病的時候，你摸起來或是修正的時候，絕對不會疼痛，當你有稍微歪掉或是哪裡不舒服的時候，修正的時候會非常的不舒服、很難過的，可是修正以後你的頸椎摸起來就會很舒服，那就代表你的頸椎已經修正完成。

六、頸部提拿法

現在我就來為大家示範頸部的提拿法，推拿者用雙手的食指，大拇指以及無名指的指腹來提捏模特兒的頸部，

先從兩側來捏，再從頸部的正中間用姆指、食指以及中指來捏。捏頸部的肌肉可以讓我們老化的頸肌增加彈性，讓我們的頸肌不會下垂，也可以預防我們的雙下巴。接下來做我們背面的頸部提拉法，背面頸部的提拉法也是一樣的，用我們的拇指、食指、中指、無名指來提拉我們的後頸部，這樣可以放鬆整個頸部的肌肉，增加我們頸部的彈性。

七、拍打法

推拿者用雙手的指腹來拍打模特兒的頸部，模特兒躺著或是坐著都可以做拍打法，拍打頸部記得一定是要由下往上拍，然後要震到頸部的肌肉，不能只是拍打表皮。頸部拍打法是要正面和側邊的頸部都需要拍打，由前胸到我們下巴的地方都要拍，做拍打法可以消除我們的雙下巴。最後的動作是拉脖子，拉脖子的動作我們最需要注意的是，先請模特兒躺平，推拿者站在模特兒頭的前方，推拿者用雙手的食指、中指、無名指這些力量來做，姆指是輕放，推拿者雙手先插入模特兒頸部的後方，輕輕的扣住她的脖子往前拉，請模特兒身體用力但不要亂動，頸部放鬆，推拿者的手往前拉，並稍微抬高模特兒的頭部，拉脖子是要直的拉，才不會受傷。絕對不要轉彎！而且要一拉一放，

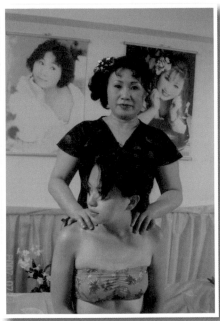

◀頸部運動可以增強頸部的靈
活度。

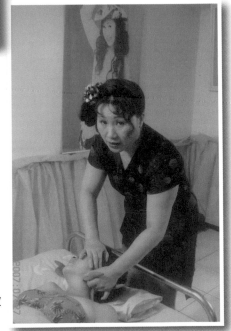

▶用手型按摩器推拿頸部，可軟
化頸部的經絡和肌肉。

這樣才不會讓頸椎受傷，做完了拉脖子以後，頸部的運動美容就全部完成了。

八、肢體運動

1. 前低後仰運動

接下來我們要做的肢體運動是前低後仰運動，前低的時候可以拉緊我們的頸椎，後仰可以拉直我們的脖子，這動作自己都可以做，在做前低後仰的時候記得背要伸直，大約十至二十下。

2. 左轉右轉頭部運動

接著我們來做的是左轉右轉頭部運動，推拿者用雙手扶住模特兒兩側的肩膀，請模特兒左轉並眼角瞄到後方的推拿者，模特兒的臉回正，再右轉並眼角要瞄到後方的推拿者，臉再回正，如此重複做十至二十下，當推拿者扶住模特兒肩膀的時候，模特兒轉動時，肩膀就不會亂動，可以轉更深的角度，效果會比較好。

九、美頸的自行 DIY 手法

1. 拍打法

　　為大家示範美頸的自行 DIY 手法，這些手法剛開始的時候，我們手上先抹些油，脖子上也要抹些油。在拍脖子的時候，脖子要後仰伸直，一隻手壓住鎖骨下方，另外一隻手則由下往上拍脖子，或是雙手交叉由下往上拍。

2. 提捏法

　　拍完脖子以後，我們來做脖子的提捏法，就是用大拇指、食指來捏脖子的肌肉，由下往上、由內往外捏，提捏脖子的時候，記得要把肌肉提捏起來再放鬆，重複做十至二十下。

3. 拉脖子

　　接下來我們要做的就是頸部拉脖子的肢體運動。首先用雙手壓住我們鎖骨下方並往下施力，然後你的脖子盡量後仰伸直，脖子放鬆後再回正，這樣反覆做大約十下至二十下，這個動作可以拉緊我們頸部的肌肉。

4. 轉頭運動

　　用雙手壓住我們鎖骨下方，肩膀不要動，頭先左轉，眼角需瞄到後方再回正，然後再右轉、再回正，這樣反覆做大約十下至二十下，脖子的運動盡量不要亂轉。因為那樣的話脖子很容易扭傷，轉脖子的速度也不要太快，以這種方式來轉動脖子，是最保險的，而且效果會更好。

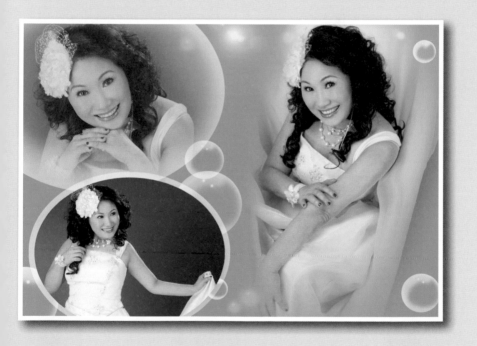

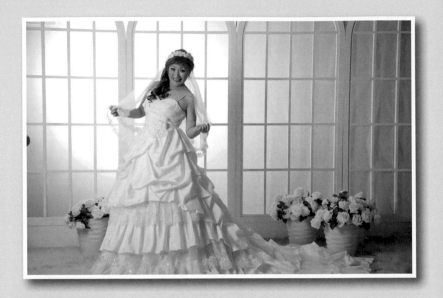

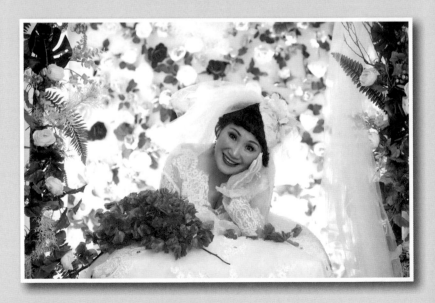

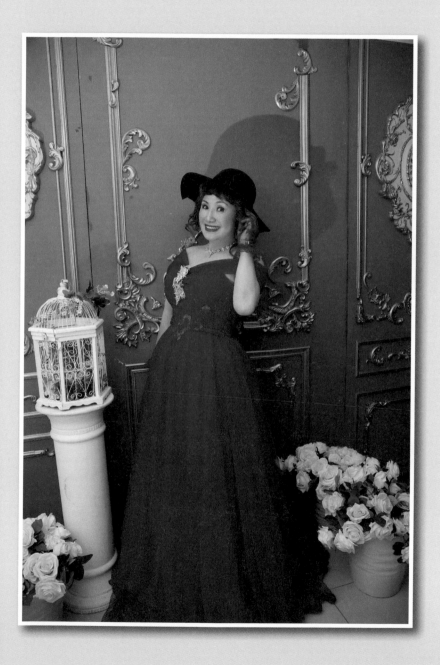

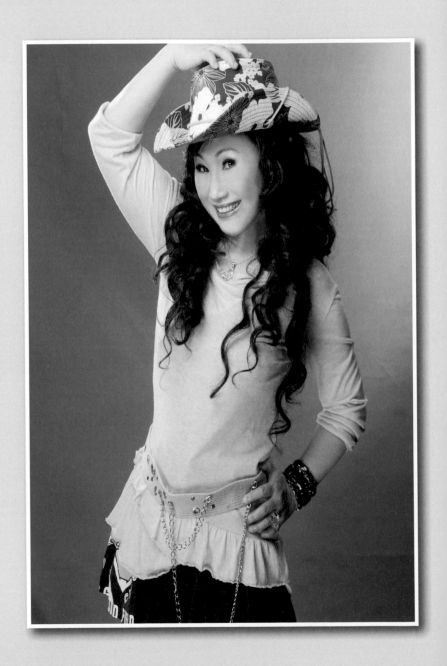

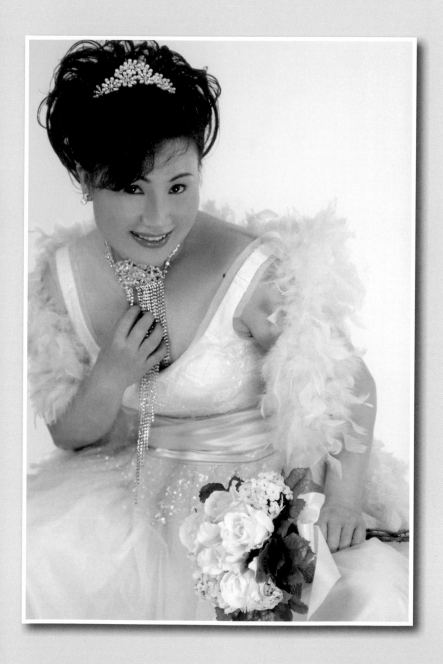

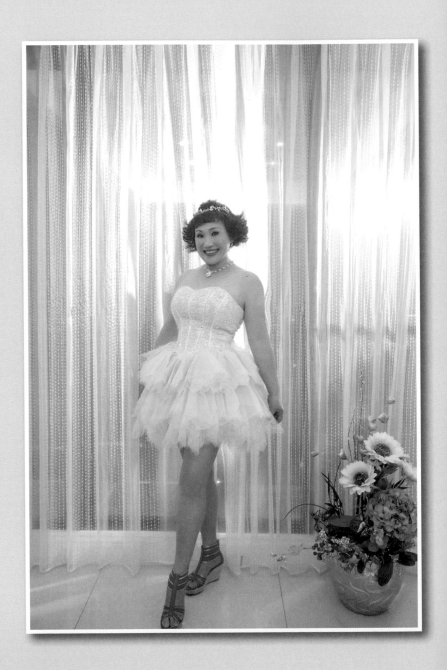

Part 4
運動美容健胸祕訣

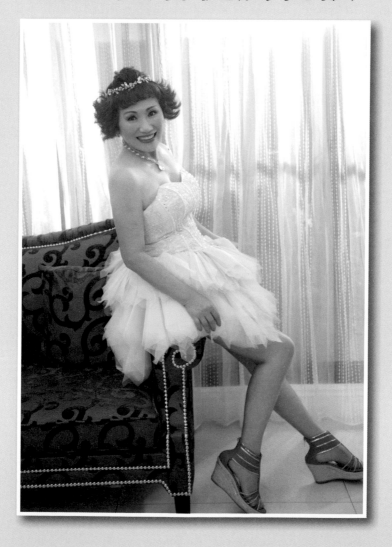

運動美容健胸教學先介紹胸部的範圍、胸部的穴道、胸部的肌肉紋理以及健胸的基本手法。胸部的範圍主要是肋骨以上。由於胸部的肌肉紋理以橫向的大胸肌為主，因此必須按照肌肉的紋理來做肌肉運動，胸部包括很多重要的器官，包括肺部和心臟及主要的血管，因此按摩時必需非常注意，以避免造成傷害。

胸腔的範圍雖小，但許多關乎全身的穴道、經絡均聚集在這裡，按摩這些穴道能讓您的身體更健康，並消除全身的疲勞，體內循環順暢舒服。健胸的基本手法如下：

一、穴道拇指壓

二、推拿法

三、手腹托提法

四、運轉法

五、震動法

六、刺激法

七、提拿法

八、上撫法

胸部的穴道：

穴道	穴道位置
手太陰肺經腧穴：在胸骨體上有：	
中府	前正中線旁開 6 吋，平第一肋間隙處。 主治病症：咳嗽、氣喘、胸痛。
雲門	前正中線旁開 6 吋，鎖骨下緣。 主治病症：咳嗽、氣喘、胸中煩熱。
天府	腋前皺襞上端向外的水平線下 3 吋，肱二頭肌緣。 主治病症：咳嗽。
大椎	第七頸椎棘突下
紫宮	前正中線，平第二肋間隙處。
玉堂	前正中線，平第三肋間隙處。
膻中	前正中線，平第四肋間隙處。
中庭	前正中線，平第五肋間隙處。
鳩尾	劍突下，臍上 7 吋。
乳中	乳頭正中間
控制著肺經胸部外側的重要穴道有：	
雲門穴	平鎖骨下緣，中線旁開 6 吋，上肢前屈，正當鎖骨下凹陷中央。
中府穴	雲門下方約 1 吋，第一肋間隙處。
控制心經膽經的重要穴道有：	
天池穴	第四肋間隙，乳頭旁開 1 吋，女性第四肋間隙，鎖骨中線旁開 1 吋。

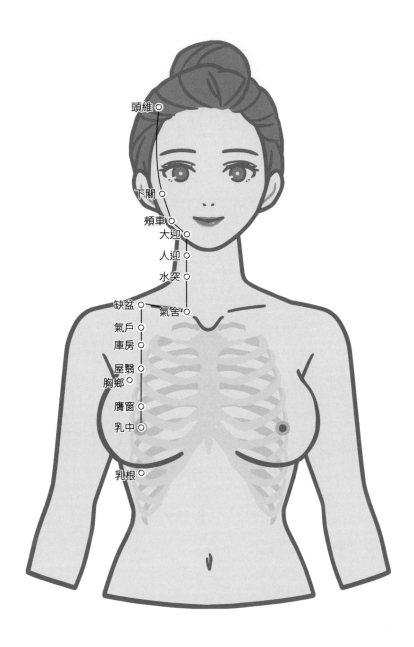

頭維

下關

頰車
大迎
人迎
水突

缺盆　氣舍
氣戶
庫房
屋翳
胸鄉
膺窗
乳中

乳根

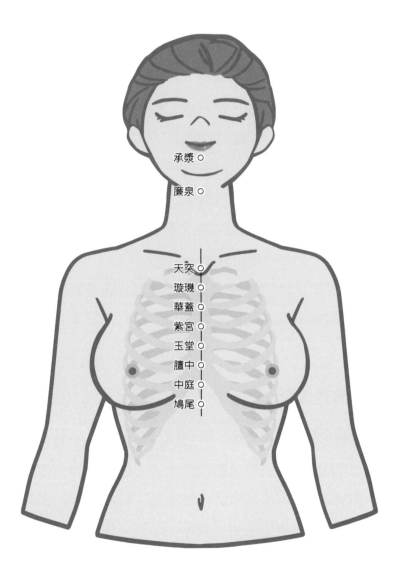

承漿 ○

廉泉 ○

天突 ○
璇璣 ○
華蓋 ○
紫宮 ○
玉堂 ○
膻中 ○
中庭 ○
鳩尾 ○

肢體運動則可分為：

一、上肢提升運動

二、擴胸運動

做完以上運動以後，健胸就已經大功告成。我們時常聽見聳動的廣告詞說：做一個無法一手掌握的女人！

如果，您為了讓自己的胸部更豐滿而去做整形外科手術，將人工的水袋植入您的體內，您不覺得這有些危險嗎？而且是不真實的，其實胸部除了整形以外，可以做健胸運動，以達到您想要的健美效果。

只要您勤加練習健胸，就可以讓您的胸部更健美、更堅挺、更豐滿何樂不為呢？現在為大家介紹健胸的示範動作。

一、穴道拇指壓

鎖骨以下就是胸骨體，穴道拇指壓要從胸骨體到劍突位置。用大拇指的指腹來壓她的穴道，還有鎖骨兩側，要做推拿法時，要用手指頭的指腹來做，每一根手指頭都要用到。最重要的就是拇指、食指、中指，每一個手指都要做，可一手一邊或兩手壓同一邊。

二、推拿法

先用大拇指由胸骨體往乳中來推，食指與中指都要用力，由胸部下緣往乳中方向推，乳房以乳中為中心，呈圓錐放射狀推拿，四面八方都要推，先推一邊後，再推另外一邊。

推拿時都以乳暈乳頭為中心點，由上往下推到乳暈的地方就收手，內側的地方從內到乳中，下面是從下到乳中，外側是從外到乳中，以乳暈乳頭為中心點。方向都是朝乳頭乳暈為中心去推動。藉此可以打通乳腺，讓我們的胸部吸收更多的營養，胸部就越來越發達、越來越豐滿，達到豐胸健美的效果。

這些動作跟自我檢查乳房很有關聯，看你乳房有沒有硬塊？在推拿法裡面就可以檢查，做完一邊以後，再做另外一邊。

三、手腹托提法

手腹托提法是從胸部的外側往胸骨體推，由下往上推對胸部下垂、外擴的人最有效果。以手部側邊來托提，要扣住她乳房外側的下沿，往中間以胸骨體為基準，兩個乳

房幾乎打在一起，才能夠把乳房提升上來，要用拇指、食指、中指往上往內提推一下，腋下的這塊肌肉。

做完正面的托提法後，接著要做側邊的托提法。為什麼要做側邊的托提法呢？

因為有很多人的胸部是往外擴的，所以要從側邊把它推回去，讓她的胸部比較集中。示範側邊的托提法，一樣要用到我們手刀的位置，來托提她整個乳房，記得托提的時候一定是由下往上，再由外來往內。做完了一邊，再換另外一邊，五個手指頭都要用到，記得一定要包住她整個乳房。

四、運轉法

做完托提法後，接著我要為大家介紹的是運轉法。先用五指手指扣住她的乳房，由順時鐘方向來運轉乳房，轉十下以後，再逆時鐘轉。運轉由內往外、由外往內都可以。這動作很安全，絕對不會造成傷害，反而可以增加乳房的結實性。

當您比較沒有體力時，您可以單手運轉，非常重要的是，您一定要手托住整個乳房，如果沒扣住乳房讓它滑走的話，這樣運轉就沒有效果。或是這個人乳房太大，以單

手運轉不了的話，可以雙手重疊來運轉。

　　每邊運轉二、三十下，順時鐘或逆時鐘由您自己決定，看您要怎麼運轉都可以。運轉的是乳房的脂肪球，這個部份並沒有壓到胸骨，所以您絕對不能往下壓，只能扶住她的整個乳房來運轉。

五、震動法

　　接著要做的是震動法，用手刀的部份，扣住乳房外沿的地方，單手做或雙手做都可以。先來示範單手的動作，托住乳房的下沿，用五指張開扣住她整個乳房，包住她整個乳房來震動。記得外沿的乳房不能讓它滑走，因為胸部有心臟和肺部等重要器官，還有動脈血管，所以在做乳房時，不能震動到裡面的任何器官。

六、刺激法

　　刺激法是刺激乳頭乳暈，以食指的指腹來刺激它，要刺激乳頭乳暈時，一定要先在外側用手托住乳房。若用右手來刺激乳頭和乳暈的話，就用左手托住外側的乳房。這樣的位置才會正確，在乳暈的四周圍用手指輕輕的刺壓進去，反覆刺激之後，再刺激乳中間。

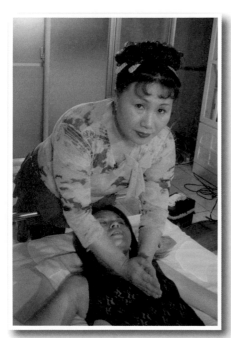

◀雙手壓胸可擁有性感的乳溝。

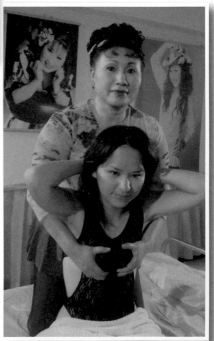

▶雙手的手腹托提法，可增強雙
乳的彈性，避免胸部外擴。

　　每次的推拿法，都以乳暈和乳頭為中心點，用刺激法來刺激整個乳房的位置，再來就是提乳頭，輕輕的把乳頭往上捏，捏乳頭時以拇指、食指、中指輕輕的捏提，不是用扯的，而是輕輕的提它一下，再反覆刺激幾下。刺激乳頭、乳暈時間不用很長，兩邊乳房輪流做。

七、提拿法

　　當您在看我的示範時，會覺得提拿法跟推拿法很像，實際上是不一樣的。推拿法是深而速度慢，提拿法是深，但速度要快。把整個乳房往上抓起來，速度要快越快越好，記得一定要深、速度要快。提拿可以增加乳房的彈性，而且要是您乳房太大或有點下垂，可以讓乳房更緊實。若是您的乳房比較小，提拿可以讓您的乳房更緊密一點。

　　大部分的人乳房都有點下垂，所以做提拿法有非常好的效果。都是先單手來做，做完一邊再換另外一邊，做提拿法時，手指頭記得要用力。尤其是手指頭的第一個關節，要用力扣進去，放手的速度要快，就好像我們在練五爪功一樣。把它抓起來馬上放手，就是提拿法。這個動作對乳房下垂的人，是最有效果，要是她乳房下垂，就多做幾次，能夠預防乳房下垂。

八、上撫法

做完提拿法後，接下來要做胸的最後一個動作，就是上撫法。躺著跟坐著都要做，先為大家示範的基本動作是躺著的做法。最常用到的四隻手指頭稍加施力，由外往內、由下往上撫。接著要做坐的上撫法，施力者要在模特兒的後方來做她胸部的上撫法。請模特兒她的手放在頭的後面，讓她的胸部露出來，雙手從模特兒的後方腋下伸進來，操作者的手一樣用四隻手指頭的力量來做，托住她的乳房由外往內、由下往上來托它，輕輕的拍打她的乳房。可增加她乳房的彈性，而且可讓她外擴的乳房，更往內一點，下垂的乳房更往上一點，這就是上撫法。

九、上肢體動

1. 上肢提升運動：

健胸的手法示範全部完成了，接下來要做肢體運動的上肢提法，可以讓胸部更往上提，而且更增加彈力。請模特兒把她的一隻手舉起來，我們的手扣住她的手腕，另外一隻手托住她的手肘，往上提並且盡量貼著她耳朵來提拉，這個動作都可以自己做，手肘彎曲往上用力提的動作貼著

耳朵做提拉，反覆做十五至二十下左右。別人幫您代勞的話，效果會比較好，這個動作最重要的好處，能夠讓乳房比較不容易下垂。

2. 擴胸運動：

擴胸運動就是在胸部兩手交叉往外張，盡量往外用力越深越好，對胸肌健康很有幫助。

十、DIY 自行運動法

請模特兒來示範，DIY 自行在家裡可以做的健胸基本手法。

1. 托法

托法是由外往內、由下往上，做左邊時用右手托，左手推來輔助。

2. 單手運轉

單手運轉時一定是由下往上轉上去，做左邊時用右手轉、做右邊時用左手轉，絕對不要往下。肢體運動一樣是上肢提升法，自己都可以做的，記得手肘彎曲以外，身體

要貼著自己的耳朵往上抬，一樣自己能做，愈多愈好，這個動作比擴胸運動效果更好，是因為這個動作可以讓您的胸部，由外往內、由下往上，減緩它下墜的速度。可以讓您得胸部更豐滿、更健康。運動美容是身體的任何部位都可進行的簡易運動，只要您能學會我所教的示範，並時常在家中練習的話，相信很快您就能輕輕鬆鬆擁有傲人的健美身材。

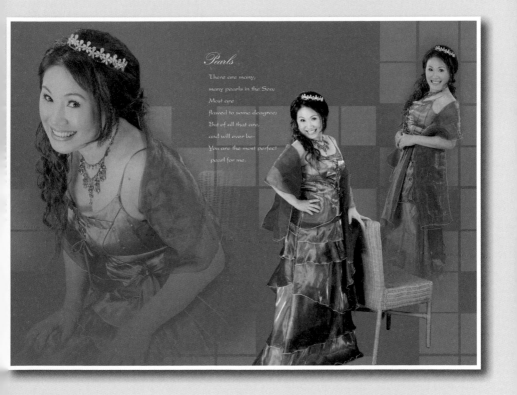

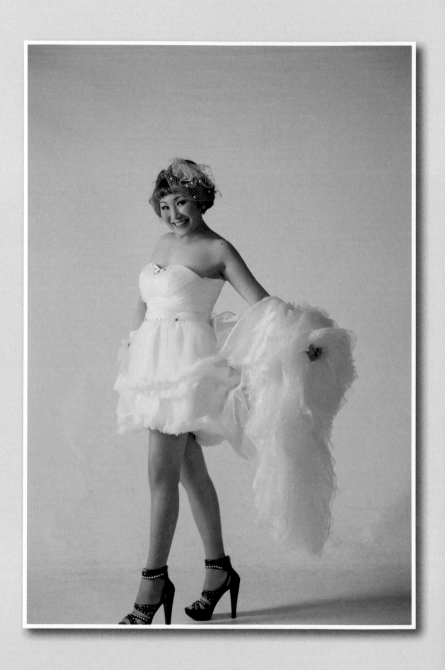

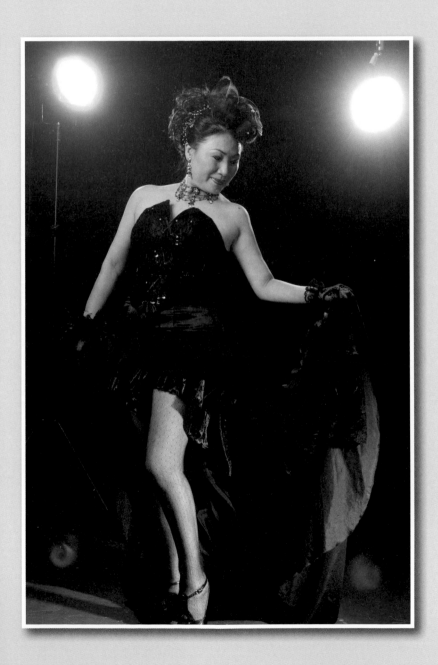

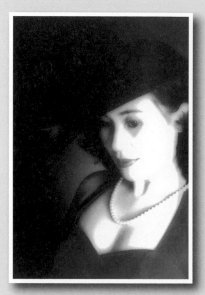
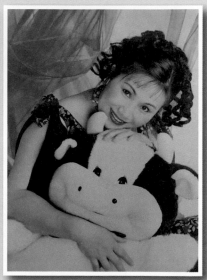
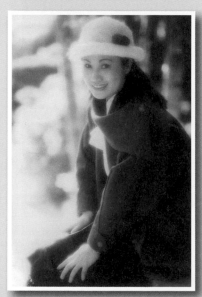
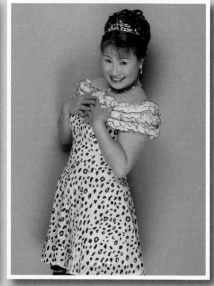

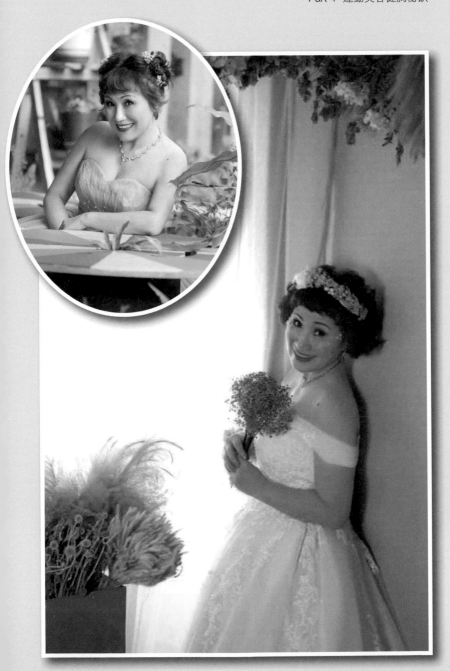

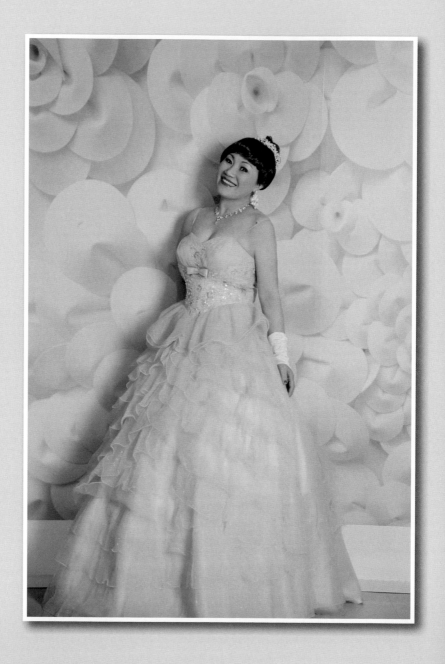

Part 5
纖細美臂運動美容

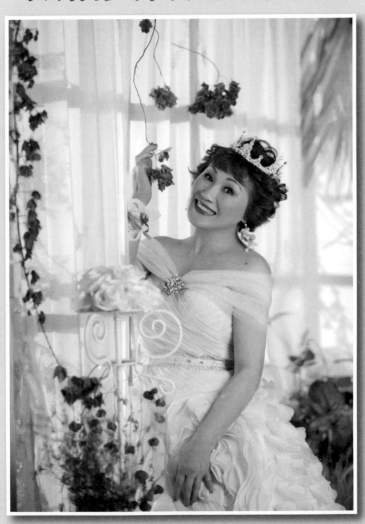

　　本章要來示範運動美容美臂教學，在做美臂以前，要先準備好按摩的工具，除了必要的按摩油以外，按摩器有：顆粒按摩器、手型按摩器，以及小巧可愛的小手按摩器。在示範以前，先來介紹手臂的範圍、手臂的肌肉紋理、手臂的穴道位置，以及美臂的基本手法。

　　運動範圍是從肩峰以下，做正反兩面，整個上肢的運動美容。由於手臂的肌肉紋理以橫向、斜向界面的手臂三角肌，以及縱向界面的上腕肌為主，因此我們必須按照肌肉的紋理來做肌肉運動，接下來我們來介紹手臂的穴道。

　　手臂的範圍雖小，但亦有控制身體的經絡穴道，按摩這些穴道後，能使您的身體更加健康，並且能消除您手臂肥腫的困擾，接下來介紹美臂的基本手法：

　　一、穴道指壓

　　二、正面推拿法

　　三、背面推拿法

　　四、手部按摩法

　　五、手扣法

　　六、震動法

　　做完這些運動以後，我們再來做肢體運動，美臂的肢

手臂穴道：

穴道	穴道位置
中府	手太陰肺經腧穴：前正中線旁開 6 吋，平第一肋間隙處。
雲門	前正中線旁開 6 吋，鎖骨下緣。
天府	腋前皺襞上端向外的水平線下 3 吋，肱二頭肌緣。
肩貞	肩關節後下方，臂內收時，腋後紋頭上 1 吋。
尺澤	肘橫紋中，肱二頭肌緣腱橈側。 主治症狀：咳嗽、咳血、氣喘、小兒驚風。
孔最	在尺澤穴與太淵穴的連線上，腕橫紋上 7 吋處。 主治症狀：咳嗽、喉嚨痛、痔疾、音啞。
列缺	橈骨莖突上方，手腕橫紋上 1.5 吋處。
太淵	平腕橫紋，橈動脈橈側凹陷處。
天泉	上臂內側腋前紋頭下 2 吋處，肱二頭肌兩頭之間。
曲澤	肘橫紋中，肱二頭肌腱尺側緣。
內關	腕橫紋上 2 吋，掌長肌與橈側腕肌腱之間。
大陵	腕關節橫放中，橈側腕屈肌腱與掌長肌腱之間。
極泉	手少陰心經腧穴：腋窩最深凹陷處 主治症狀：胸悶脇痛、臂肘冷麻
青靈	在極泉與少海穴之間，肘橫紋上 3 吋。
少海	手肘彎曲時，手腕內側橫紋的尾端。 主治症狀：心痛、手臂痛、頭項痛、腋胶痛。
通里	神門穴上 1 吋，尺側腕屈腱的橈側。 主治症狀：頭暈目眩、咽喉腫、舌強不語、腕臂痛。

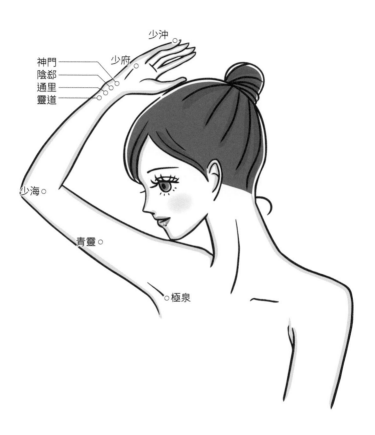

少沖

神門
陰郄
通里
靈道

少府

少海

青靈

極泉

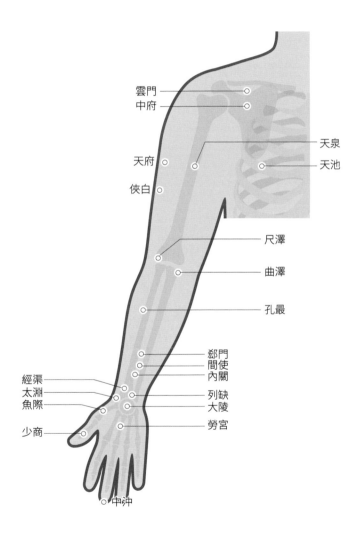

雲門
中府
天泉
天府
天池
俠白
尺澤
曲澤
孔最
郄門
間使
內關
經渠
太淵
列缺
魚際
大陵
勞宮
少商
中沖

體運動，除了自行法以外，就是震動法。在日常生活當中，我們常常注意的是下半身的身材或是胸部尺寸的變化，很少去注意到我們的手臂，當手臂過於肥胖或手臂有痠痛麻的感覺時，我們才察覺，那是相當可惜的。朋友，如果您注意到全身整體美，那您們就更要保護並愛護我們的手臂。

一、穴道指壓

　　現在我們來介紹美臂運動，範圍是從肩膀到指尖。當我們做手的時候，需要兩手一起做，先做一隻手，第一個步驟是【穴道指壓】。在做穴道指壓的時候，要把她的手抬起來，用我們的大拇指來壓手臂的穴道，在壓穴道的時候，記得手軸關節這個位置的穴道要多壓一點，因為這裡關乎我們手臂的靈活度。

　　所以那裡的穴道我們要多壓，這樣的話可以讓我們的手比較靈活，壓到我們手腕處的穴道也是一樣，要多壓幾次，這是手臂的暖身運動，等一下做推拿法的時候，她的手臂就比較不會疼痛。

二、正面推拿法

　　做完了穴道指壓，接下來我們要做的是【正面推拿法】。正面推拿法需要的工具有顆粒按摩器、手型按摩器以及小手按摩器，還有墊手的板子。現在就來示範正面推拿法，首先請模特兒躺平，一手伸出來，下面墊個墊子，我們在手臂上一定要先抹上油。用我們的顆粒按摩器來推手臂的肌肉，這算是一種暖身運動，讓我們的肌肉緩和一下。

　　接著用手型按摩器來做比較激烈的肌肉運動。我們推手臂的時候，雖然是推正面，但側邊也都要稍微推一下，從手臂推到肩膀的地方，只要跟手臂連接的肌肉我們都要來推。在鎖骨靠近手臂的位置，是由下往上推，到了上肢手臂的地方，也是由下往上推，在我們做正面的時候是全部都要推。

　　我們推拿手臂也是要顧到四面八方，斜側、正面、側邊任何一面都要做，要做到手指頭，做完上臂再做到正面手肘的部分，手肘位置的推拿一定要小心一點，不要去碰傷我們的手肘，在推手肘骨頭的時候，我們要輕輕的推過，一樣要推。不要說避開不推它，而是慢慢的推，到手的前

臂至手腕處，推拿同時拉住對方的手，要讓我們的手有一個支撐點，所以說我們在推手的時候，手下一定要墊一個東西，這樣的話支撐比較強。

有了支撐，就比較好做推拿法，然後慢慢的推，推到了我們的手腕，慢慢到我們的手指頭，每一塊肌肉都要推到，在做它的時候要來回的做。做到我們肌肉更有彈性，慢慢推到我們指尖，做完以後再來回的推，兩隻手都用同樣的手法來推。

做完了正面推拿法以後，接下來就用小手按摩器，當我們的手臂有一些硬塊，或是有筋不順的時候，就需要用我們的小手按摩器來推。手臂肌肉比較硬的地方或是比較緊的地方，我們可以用小手按摩器的兩個手指頭來推，也可以用小手按摩器的大拇指一根手指頭來推，或是您的手肘有硬塊，或是您穴道不容易壓進去的時候，可以利用我們小手的大拇指這一隻，來當我們手指頭的穴道指壓，所以小手按摩器的功用就是，遇到範圍比較小的地方，或比較不容易推拿的地方，我們可以用小手按摩器來做，或是說您筋卡住了，我們要解開筋絡，就可以用小手按摩器代替我們手指頭使力，力量就會比較強。

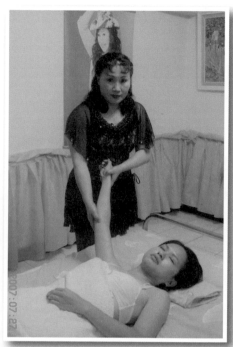

◀指壓手臂，放鬆肌肉。

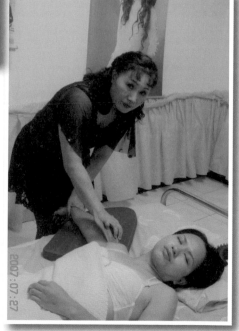

▶用手型按摩器推拿手臂肌肉，可
以瘦手背，且能增強肌肉彈性。

三、背面推拿法

接下來我們要來做的是【背面推拿法】，其實推拿法的手法都是一樣的。首先我們請模特兒趴著，手臂伸直，一樣在手臂下放個墊子。再來用顆粒按摩器先推上臂，再推下臂，推的時候記得一定是要壓進去慢慢的推，速度不要太快，才不會磨破皮，壓進去的時候，推肌肉絕對不會傷到表皮，顆粒是我們做肌肉推拿的一種暖身運動而已。

接下來我們要用的是手型按摩器，這樣推肌肉時可以推的更深一點，可以推到脂肪層，藉以燃燒手臂的脂肪，讓我們的手不會那麼肥胖臃腫。用手型按摩器來推我們的手臂肌肉，手臂肌肉的疲勞或是痠麻的感覺，都會消除。可以促進血液循環，讓我們的細胞更活絡起來，筋骨更柔軟，會增加我們手臂的力量，因為我們手臂常常在活動，不小心就會受傷，利用推拿法，就可以解除我們手臂上的不適。

記得我們推手臂的時候也是一樣，在靠近背部肩膀的地方也是要稍微推一下，在我們腋下的地方更要輕輕的推，因為這裡非常的敏感，推起來或許會有點疼痛。所以我們一定要慢慢的推，一下一下的推。在推拿過程中，我們要

記得：每推一下，要提起按摩器再推進去，不要都黏在表皮上推，這樣效果不會很好的，而且容易讓自己受傷，推的力量也使不出來。剛才我們穴道指壓，若沒壓得很深入、不夠好的時候，可以利用現在推她肌肉時，順便推到穴道，推進去時一定要壓進去，推到穴道每個位置，再藉著我們推拿的時候，就能夠按摩到，再慢慢順著手臂的前臂外往下推，做背面推拿法也是一樣，要做四面八方，只要是看得到的每一塊肌肉都要推。一定要順著手臂的肌肉紋理來推，筋絡才不會卡住，我們手臂的血液循環才會暢通。

慢慢推到我們手腕的地方，更是要仔細要把手扣好，然後慢慢的推過來，在手腕的地方要加壓，一樣要慢慢的推，不要一下就滑到手掌。推到比較柔軟了，才慢慢滑到手掌的部份，然後開始推我們手掌的肌肉，推手掌肌肉也是一樣，每一塊肌肉都要推，無論是外側、中心或是我們金星丘，大拇指這個地方都是要推，慢慢推到我們每一隻指尖，每一隻指頭都要推，可以暢通手臂的經絡，促進血液循環，可以減輕手臂麻的感覺。

四、手部按摩法

接下來要做【手部按摩法】，手部按摩是來按摩每一

根手指頭關節的地方，還有經絡的位置。每根手指頭都要刺激到，首先我們可以先從尾指開始。在無名指跟小指之間的肌肉來開始按摩，用大拇指斜側進去，每一條經絡都要按摩，每兩個兩指之間的手背肌肉都要按摩，到大拇指的地方，弧口的位置也要分成兩側到食指，都要分開來按摩。再轉過來按摩我們手掌心，每一塊肌肉都要來推，推到我們指頭的地方。推過以後，接下來我們要來按摩每一根手指頭，在按摩手指頭的時候，推拿者記得利用食指、中指來按夾模特兒每一根指頭的外側、上下，用食指、中指來做手指頭的按摩，在我們做手指頭按摩的時候，推拿者用中指、食指扣住模特兒的手指頭。然後轉動模特兒的手指頭，繞圈往前拉，每根指頭都要拉。

五、手扣法

　　做完手指頭以後，接著我們要來做【手扣法】，就是推拿者的右手的手掌，跟模特兒的右手手掌交叉，推拿者左手扣住模特兒的手腕，右手轉動模特兒的右手，左右各轉動五圈後，往前拉再往後壓。手扣法的重點就是：推拿者的手一定要扣住模特兒的手腕，而且要把模特兒的手固定，推拿者的手往下壓時，要輕輕的壓，然後順暢的壓，

不要隨便亂壓，這是不對的。再往前拉回來，也可以檢查她手指頭是不是都順暢，有沒有扭傷了經絡？要是沒有的話，我們轉動它會非常的順暢。

六、震動法

做完了手扣法以後，接著我們就要來做【手部震動法】。首先要請模特兒的手肘放鬆，推拿者的手握住她的手掌，輕輕的震動她，這個是順震動。還有一個抖動，是推拿者兩手用握住模特兒的手腕，然後上下震動，做完了震動法以後，我們的手部按摩，就已經大功告成了。

接下來是手部的肢體運動，因為手部肢體運動除了自行法以外，我剛才做的震動法，屬於手部的肢體運動，接下來由模特兒來為大家示範，手部的自行法，和美臂的自行法。

七、美臂的自行法

（一）扭腰甩手

1. 兩腳張開與肩同寬，兩手自然下垂。
2. 向左轉腰甩手，兩腳不動。
3. 一手順勢輕拍肩膀，一手輕拍背部。

4. 反方向重複做。

（二）左右伸展

1. 全身放鬆，兩腳併攏。

2. 左腳緩慢的前弓，右腳伸直，雙手前後伸展。

3. 身體慢慢回正。

4. 右腳緩慢的前弓，左腳伸直，雙手前後伸展。

5. 身體慢慢回正。

做自行法一定要持之以恆，才能看出效果，要是偶爾做幾下，偶爾做幾天那是看不出效果的，只要你能持之以恆，慢慢的做，您一定能看到顯著的效果。做完了這兩個肢體運動以後，我們的美臂也都已經完成了。

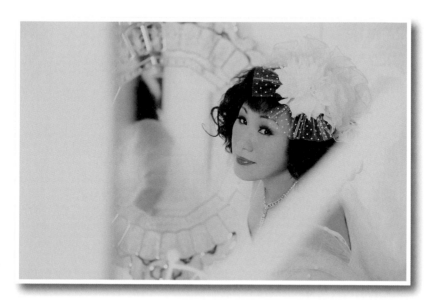

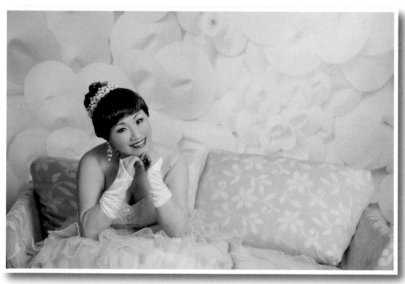

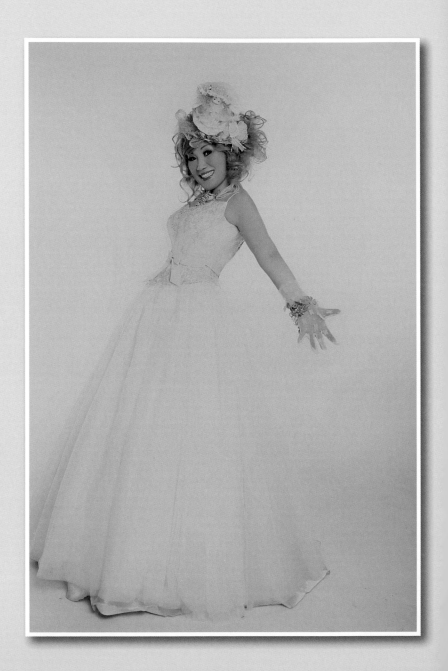

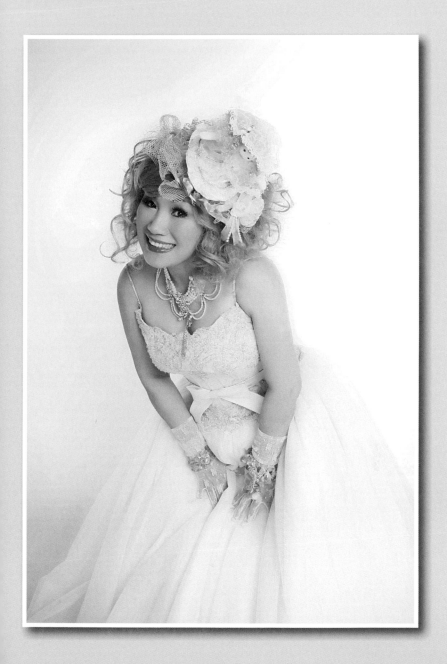

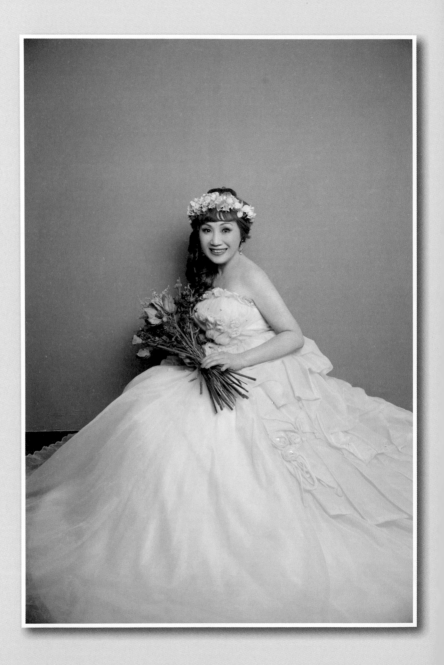

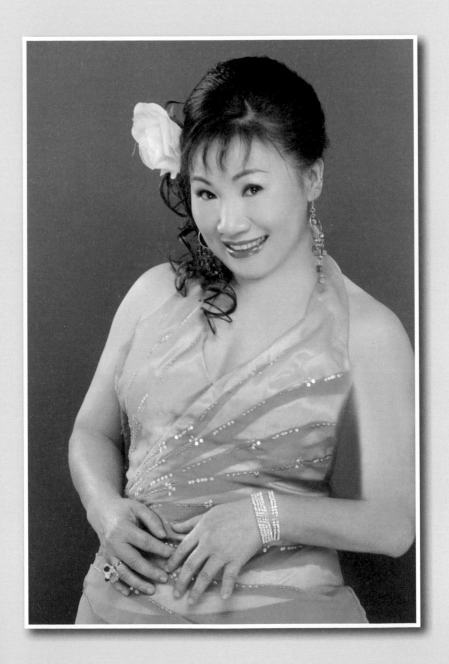

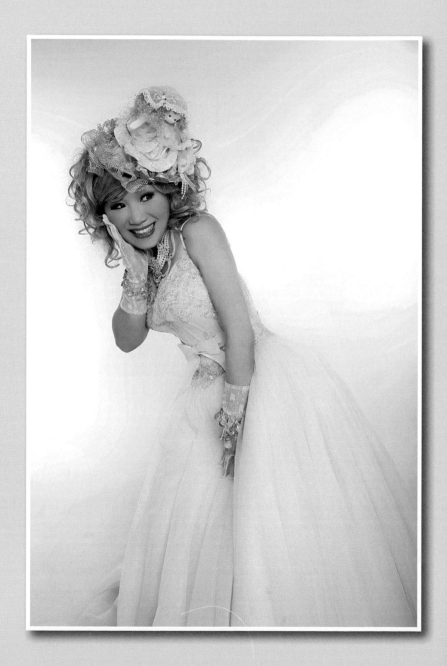

Part 6
運動美容健腹瘦身

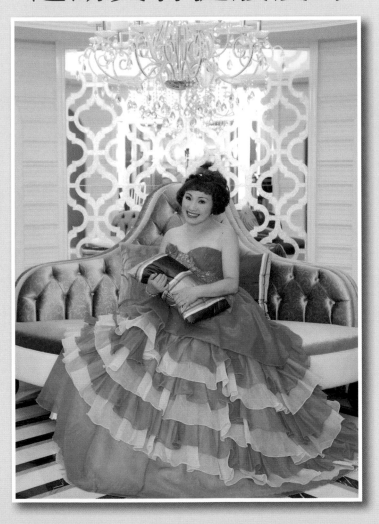

　　運動美容健腹教學，要先準備的工具，第一個是荷荷芭油、第二個是按摩器，荷荷芭油具有滋潤肌膚的效果，有助於按摩器的推拿。

　　按摩器分為：顆粒、手型以及桿麵棍，這些都是必備的工具。如果您在按摩時怕太油了，可以準備一些紙巾隨時擦拭。

　　在示範以前，先介紹腹部的器官、腹部的範圍、腹部的穴道以及健腹的基本手法。腹部的範圍，是從劍突以下，到恥骨以上。

　　腹部的肌肉紋理有：腹直肌、腹斜肌，必須按照肌肉的紋理來做肌肉運動。因為地心引力的關係，我們器官是下墜的。所以按摩時必需由下往上按摩。腹部的器官是從胃、大腸、小腸、膀胱、直腸、S狀結腸、盲腸、脾臟、肝臟，最後一個是下行結腸，這些都是按摩必需注意的重要器官。

腹部穴道：

穴道	穴道位置
巨闕	前正中線，劍突下 1 吋。
上脘	臍上 5 吋。
中脘	臍上 4 吋。
建里	前正中線，擠上 3 吋。
下脘	臍上 2 吋。
水分	臍上 1 吋。
神闕	任脈經腧穴 臍的中間 主治病症：腹痛腸鳴、水腫鼓脹、中風脫證。
陰交	正中線臍下 1 吋
氣海	臍下 1.5 吋，仰臥取穴。 主治病症：小腹痛、遺尿、疝氣、月經不調。
石門	臍下 2 吋 主治病症：腹痛、水腫、疝氣、小便不利、經閉、崩漏。
關元	曲骨上 2 吋，臍下 3 吋，仰臥取穴。 主治病症：遺尿遺精、小便頻數、疝氣、月經不調、帶下不孕。
中極	臍下 4 吋
曲骨	臍下 5 吋，恥骨聯合上緣，仰臥取穴。

穴道	穴道位置
章門	足厥陰肝經腧穴： 第十一肋端 主治病症：腹脹腸鳴、脅痛痞塊、嘔吐泄瀉。
期門	乳頭直下，第六肋間隙，前正中線旁開 4 吋。 主治病症：胸滿脹腹、嘔逆吐酸、化瘀消積。

按摩這些穴道，可以減少腸胃的不適，加強腸胃的蠕動，可以消除膀胱的無力症狀。以下介紹健腹的基本手法：

一、單手掌壓

二、雙手拇指壓

三、推拿法

四、側腹推拿法

五、輪狀掌壓

六、震動法

七、提拿法

八、腹部提升法

以下分別說明肢體運動分為兩種：

一、前抬胸，二、後抬腿。

了解這些運動以後，健康運動就算大功告成。現代人

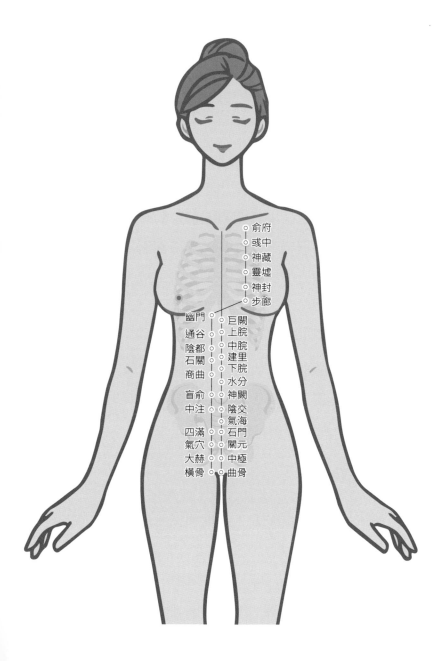

俞府
彧中　藏
神藏　靈墟
靈墟　神封
神封　步廊
步廊

幽門　巨闕
通谷　上脘
陰都　中脘
石關　建里
商曲　下脘
　　　水分
盲俞　神闕
中注　陰交
　　　氣海
四滿　石門
氣穴　關元
大赫　中極
橫骨　曲骨

因為長期坐辦公桌，鮮少運動，所以腹部的贅肉囤積非常的多，不知道如何消除？如何利用運動美容來消除贅肉呢？如何用自己的雙手來雕塑健美的身材呢？

一、單手掌壓

首先先介紹健腹的基本手法，第一個是【單手掌壓】，所謂的單手掌壓，是用我們的手掌來觸碰他的腹部觸診，檢查一下腹部的器官，有沒有哪裡特別不舒服？讓他的腹部慢慢熟悉掌壓給他的壓力，單手掌壓最少要來回做三至五次。

腹部的器官是從劍突以下的胃開始壓，再來是大腸、小腸、膀胱、直腸、S 狀結腸，盲腸、脾臟、肝臟、最後一個是下行結腸。做單手掌壓的好處在於，讓身體適應您給他的壓力，就不容易緊張。

二、雙手拇指壓

所謂【雙手拇指壓】，就是利用大拇指的指腹，來做各部位的指壓。

雙手拇指壓的第一個穴道是鳩尾、第二個穴道是巨闕、第三個穴道是上腕中腕、第四個穴道是建里、第五個穴道

是下脘、水分、神闕、陰交、氣海、石門、關元、中極、曲骨、章門以及期門，這些穴道要來回壓五至十次。

指壓對腹部的好處是可以促進腸子蠕動，消除胃脹氣以及腹部的脹氣。記得在壓這些穴道時，一定要在壓到穴位以後，慢慢壓的進去、再慢慢的起來，速度不能過快，太快的話達不到效果。

如果對方的身體有問題的話，壓穴道時他會有不舒服的反應，代表他身體一定有某部份出狀況，此時壓他穴位會硬硬的，肌肉也會有硬塊。穴道推拿的好處是能夠放鬆我們的筋骨，解除肌肉緊張。

三、推拿法

【推拿法】是健腹裡面最重要的一個手法，能夠消除腹部的贅肉，讓腹部更健康。在做推拿法以前，要先準備荷荷芭油來潤滑腹部，整個腹部都要均勻的抹上荷荷芭油，因為要用油來滋潤皮膚，肚皮才不會受傷。

推拿法第一個要先用手來推，推完以後再用按摩器來做，在健復的過程中推拿法最有效。不管您腹部有什麼毛病，或是說您太胖、皮太鬆了，都可以達到您想要的效果。

　　油抹勻了以後，以雙手來做腹部的推拿，是用手掌心來壓，然後慢慢的滑動，由下往上推。腹部的肌肉紋理分為腹直肌跟腹斜肌，大約做三至五分鐘。

　　接著用按摩器來做，首先要用顆粒按摩器，手法跟我們用手的推拿一樣，只是我們的手力量沒這麼大，做的不夠深沉。用按摩器做的力量比較大，可以省體力，效果也會更好，一樣從腹直肌、腹斜肌做，動作要慢而且要壓進去，不能在表皮上做，皮膚會磨破皮，按摩器大約是做三至五分鐘。接下來我們要換手型按摩器，用手型按摩器的效果比顆粒按摩器更好，顆粒按摩器算是一種暖身，手型按摩器可以推更深的肌肉層，更可以軟化、燃燒腹部的脂肪，讓脂肪越來越薄，那您肚子的贅肉就越來越少。要是您腹部有些毛病，利用手型按摩器，能夠推軟累積許久的硬塊。

　　推拿法的動作都是一樣的，剛開始時一定要先壓住您的肌肉，然後才開始慢慢的由下往上推，速度越慢越好。壓的深度是越深越好，腹直肌推完以後，再推腹斜肌，記得速度不能過快，不能推在表皮，而是要推到您的脂肪層。

　　用手型按摩器來做健腹時，要是腹部有毛病，推腹部時會起紅點，有時候還會有瘀血瘀青，並不是您把它推傷

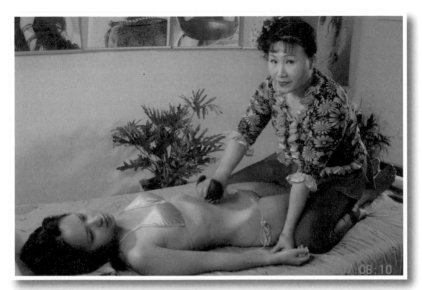

▲用顆粒按摩器推拿腹部，消除脂肪。

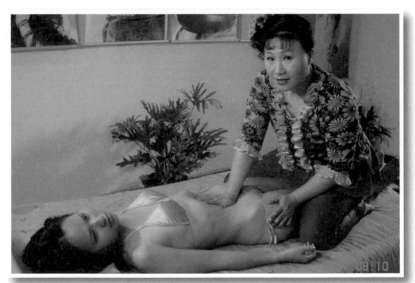

▲用手掌壓腹部，檢查腹部有沒有硬塊。

了。而是因為身體有毛病，就會發生在表面上，請不要緊張，幾天以後就會自動消失。

最短三天最多七天就會消散，要是您很年輕，新陳代謝很好，也許隔天就會消失。推拿出的瘀血，跟您平常撞傷的瘀血是不一樣的，損傷的瘀血不容易散掉，推拿的瘀血則非常容易散掉。因為瘀血只要出在表面，就表示腹部裡面的穢氣有排出來，腹部會越來越輕鬆，身體狀況也會越來越好。

若您推到胃的地方，感覺那裡有硬塊，胃也常常不舒服，而且吃不下，可用手型按摩器推拿，剛開始推的時候或許有點痛，在胃的硬塊推軟以後，就會越來越不痛，並且會感到很舒服。再來就推到他的腸子，若有問題也是會痛，這樣推絕對不會傷到他的器官，因為只是按摩他的器官而已。當我們躺著時，器官是下墜的，所以請大家放心，我們只會推到肌肉層而已，五臟六腑都傷不到。

四、側腹推拿法

【側腹推拿法】是左右兩邊都要做，先請模特兒側躺並且手舉高，推拿者在模特兒後方採半跪姿，並用大腿頂住模特兒的臀部。推拿者一手壓住模特兒的腋下，以另一

手來推，以肚臍為中心，從肋骨的地方往中間推。

推側腹的時候，包括肋骨這些地方都要做，以肚臍為中線，絕對不能推過中線，否則力量會分散掉。做完一邊再做另一個側邊，用手推完十至二十下後，再用手型按摩器推側腹時，記得速度要比手推的時候更慢一點。因為側腹還有髖骨的地方，有重要的器官，在推側腹部的肌肉時，要慢慢順著骨骼肌肉紋理的方向來推拿。

五、輪狀掌壓

做完側腹推拿法後，請模特兒改成正躺的姿勢，再做【輪狀掌壓】，用雙手重疊，壓住她腹部肚臍以下的地方。開始順時鐘來繞十圈，逆時鐘繞十圈。您可能會好奇逆時鐘可以嗎？可以的。其實順時鐘或逆時鐘都可以，可以順時鐘做十下，逆時鐘做十下，這個動作最主要是活絡腹部的肌肉。

剛才已經推過他的肌肉，而且他的肌肉已經非常有彈性、柔軟，要用輪狀掌壓法來檢查一下，他還有哪裡有特別的硬塊或是不舒服的地方？當我們做過推拿法以後，他的腹部應該就非常的舒服了。

做輪狀掌壓幾乎是不痛的，要是他還有疼痛，那就是

他裡面還有些硬塊沒給他推拿軟化掉，就繼續在他疼痛的地方推拿。

六、震動法

做完輪狀掌壓法後，接下來做【震動法】。所謂震動法是以雙手重壓住她腹部肚臍以下、恥骨以上的地方。請模特兒的嘴巴微張，將腹部分成四個區域來震動，正中、左右、肚臍以上由下往上震動，可以把腹部的脹氣震出體外，更可以提升子宮，每個地方每次大約震動五至七次。

七、提拿法

做提拿法最主要的效果，是可以讓您腹部的皮膚緊實，使腹部不會下垂。肚皮有彈性時，腹部就不會越來越大。提拿法要注意的是，絕對要用您的指腹，五指的手指頭不能留指甲。

用五隻手指頭的指腹提上來，提上來就要放手，絕對不能拉著不放，因為它不是用捏的。如果是用捏的就不一樣了，因為是用提拿的方法，這樣肌肉才會增加它的彈性，要是用捏的話，肌肉就容易受傷。

提拿法最主要的效果，就是讓我們的肚皮更緊密。腹

部更有彈性，腹部就會越來越結實，才不會鬆垮。

八、腹部提升法

首先用兩手插過他的腰，大拇指扣住他的肉輕輕的往中間抬起來，用力點是在我們的四隻手指頭，大姆指是不需用力的。

這個動作連續做十次，接著用桿麵棍來檢查一下他腹部肌肉順不順暢？因為桿麵棍是平的，所以用桿麵棍就很容易察覺，要是他的肌肉已經很有彈性、很柔軟的話，桿腹部都是很順暢的，做過差不多十次到二十次，健腹就完成了。

接著要做的是肢體運動：

1. 前抬胸

首先請模特兒趴臥於床上，並雙手交叉放在腦後，推拿者站於後方，再請推拿者的手扣住你的手肘部份，趴臥於床上的人頭往後仰，看到後方的推拿者後，推拿者時要順勢把對方整個身體往後拉起，讓對方整個身體全部抬起來，推拿者的身體同時要跟著起伏，這個肢體動作要做十下左右。

2. 後抬腿

先請模特兒趴在床上，推拿者兩腳在模特兒的臀部兩旁，面朝模特兒的方向，推拿者用雙手抱住模特兒的膝蓋往上抬，左右各做十下。同時推拿者的身體要跟著起伏，做完後抬腿，健腹就全部大功告成。

最主要的功效，就是可以拉緊腹部的肌肉，剛已經做過健腹了，她腹部的肌肉已經很柔軟，再用肢體運動，使她的肌肉更富有彈性。

九、健腹 DIY 自行法

示範自己在家裡都可以做的健腹基本手法：一、推拿法。只要有桿麵棍就可以，不用按摩器都可以做得到。

首先兩手握住你的桿麵棍，由下往上推到肚臍下面，分正中、左右、肚臍以上這四區，由下往上桿，順著肌肉的紋理，腹直肌跟腹斜肌，記得一定要壓進去再推，推到您的肚皮有點發熱時才可以放手。

記得要先抹油，用按摩器由下往上連著做推拿法，記得一定要壓進去再推，不能摩擦表皮，要深入到肌肉層。

肚皮有點發熱的感覺時，就達到效果，腹部的脂肪已經在燃燒，站著也可以做，最簡單的方法是用桿麵棍來桿肚皮，也是一樣兩手握住桿麵棍，由下往上來桿。桿幾下

呢？桿到您的肚皮有燃燒的感覺就可以，做五分鐘至十分鐘都可以。

運動美容其實並不難，所謂熟能生巧，只要有空在家中多練習，相信不久的將來，您也會是運動美容的箇中好手，讓您輕輕鬆鬆擁有曼妙的健美身材。

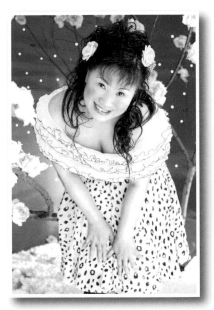

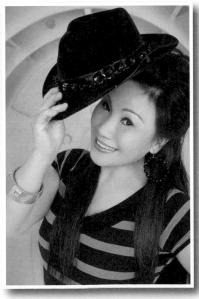

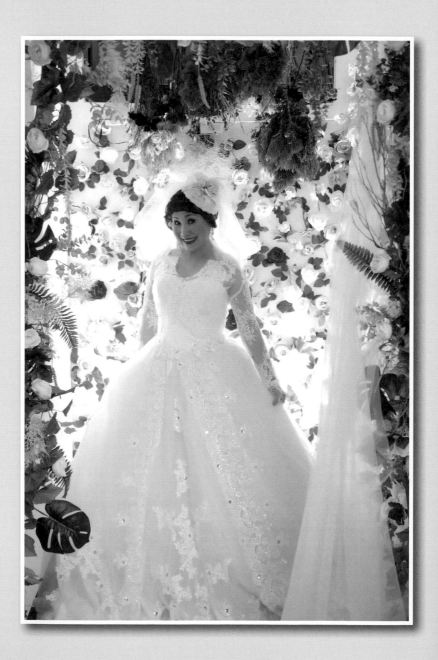

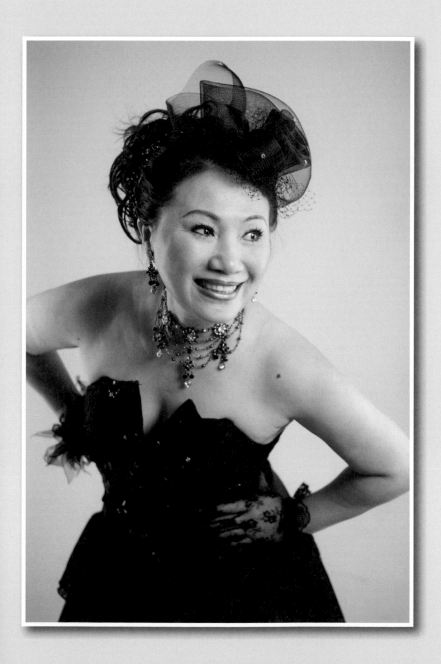

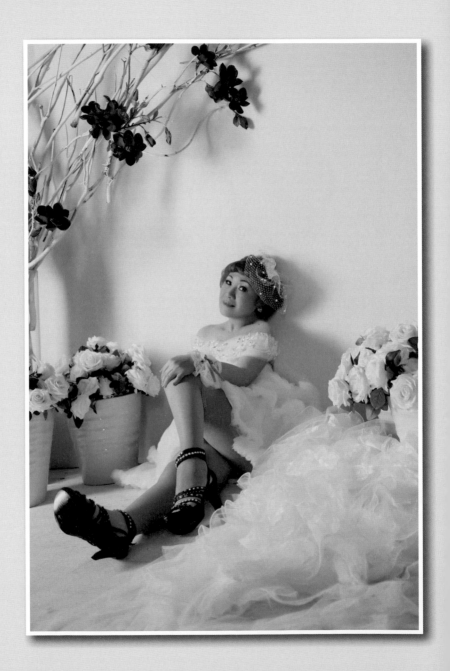

Part 7
陰道保健運動美容

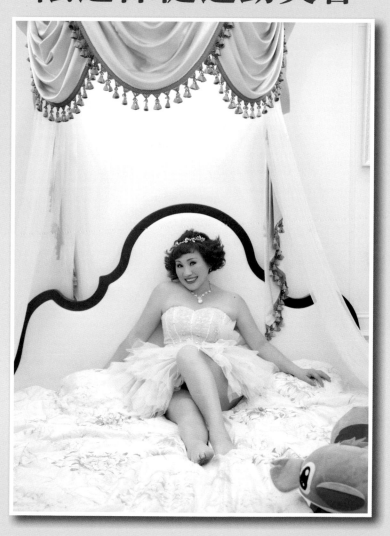

　　現在我們就來進行陰道保健的教學內容，先介紹陰部的穴道：

穴道	解剖位置
曲骨	前正中線，臍下 5 吋，當恥骨聯合上方處
橫骨	臍下 5 吋曲骨旁開五分處
雲穴	恥骨下方近大陰唇旁
舒穴	大陰唇與陰核旁
于穴	大陰唇與尿道交接處
喜穴	陰道與尿道交接處
悅穴	喜穴與貞穴之間
貞穴	大陰唇與陰道靠近肛門旁
會陰	女子為陰部與肛門之間處

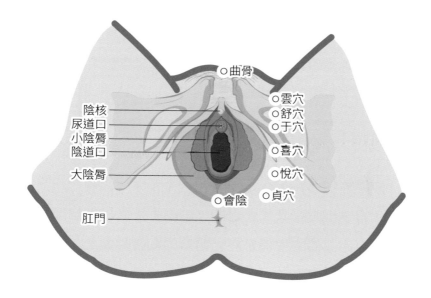

陰核
尿道口
小陰脣
陰道口
大陰脣
肛門

曲骨
雲穴
舒穴
于穴
喜穴
悅穴
貞穴
會陰

運動美容陰道保健的基本手法：

一、小手按摩器穴道指壓

二、手型按摩器深度推拿

三、震動法

做完了上述的基本手法後，我們的陰道保健便完成了。陰部的範圍就是整個陰部，陰部要怎麼作法呢？第一個我們要先做陰部的穴道指壓，再做陰部的深度推拿，最後是震動法。

一、小手按摩器穴道指壓

先講解陰部的【穴道指壓】，首先模特兒躺平，雙腳張開，推拿者坐在其雙腿之間，用小手按摩器壓陰部的穴道，因為陰部的穴道都是在外陰唇的恥骨骨頭上，建議用小手按摩器的單指壓。因為我們在壓比較深的穴道的時候，小手按摩器不會造成傷害，我們的手指頭的指甲會壓到肌肉裡面，會傷到我們的外陰唇的肌肉。操作時壓在外陰唇的穴道，這些穴道可以幫助陰部的收縮，讓我們的腹部、子宮與尿道收縮都比較好，按穴道的時候，一邊按完再按另外一邊，這些穴道都要仔細的按。

二、手型按摩器深度推拿

做完陰部的穴道指壓以後，接下來要示範的是【深度推拿】，深度推拿最需要的工具，就是手型按摩器。

首先我們在大腿內側的外陰上，擦上荷荷芭油，模特兒躺平、雙腳張開，把模特兒的左腳彎屈往外，推拿者站在模特兒左側方，壓住模特兒的腿，再用手型按摩器來推。

從左大腿根部往股溝的方向推，再從大腿內側往陰部的中間推。再由下往恥骨方向推，兩邊都要推，做這個深度推拿的時候，感覺上會有點疼痛，推到外陰唇的肌肉有彈性，子宮裡面會收縮。做到我們尿道的穴道，可以幫助尿道收縮，做到陰道的穴道，它可以幫助陰道的收縮，做到我們肛門會陰的穴道，還可以幫助我們肛門和陰部整個收縮。

婦女朋友們做陰部深度推拿，可以讓陰部整個收縮更好，生過小孩的婦女，更是需要做深度推拿，只要做過深度推拿，您的陰部整個縮收會非常自如。

最重要是做在外陰唇的外側骨頭的縫裡面，記得在做推拿的時候是往上抬的，壓進去之後輕輕往上抬，這是非常重要的步驟。因為做陰部最重要的，就是做深度推拿法，

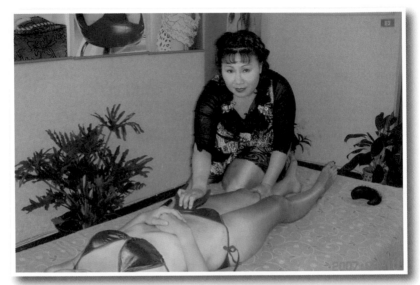

▲用手型按摩器推拿陰部恥骨部位，可增強陰部收縮。

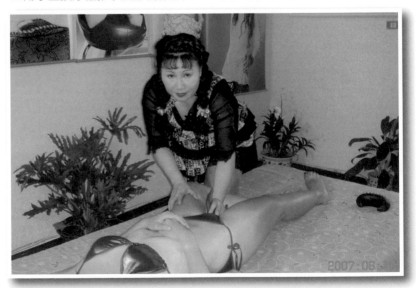

▲用手型按摩器推拿，刺激陰部肌肉。

深度的推拿法與指壓不太一樣，指壓是壓點，推拿是點和面都做，深度推拿的時候，是點壓然後往上推，一定是往上的，由下往上才能夠推到它。要是會疼痛的話，一定要推到不會疼痛才算是完成。

要是她會很疼痛，一定要把她整個硬塊推軟，才能夠放手，然後可以刺激陰道、尿道、陰蒂、恥骨下方旁邊的穴道，這個穴道是貞穴、喜穴、悅穴、于穴、舒穴、雲穴、會陰穴，多刺激這個穴道，收縮就會更好。做陰部可使整個的陰部更緊密，伸張性也更好，幾乎是可以伸縮自如，做完陰部的深度推拿以後，接下來要用手檢查一下，她還有沒有哪裡會不舒服？

深度推拿也許會有些疼痛，用手壓的時候若會疼痛，代表您沒有推開，一定要把整個肌肉，外陰唇外面的肌肉整個推鬆，有推鬆她就不會疼痛，沒有推鬆，壓起來就會很不舒服。所以要用手再檢查一下，剛才有沒有推好？若沒推好我們繼續要再推，推到她整個陰部都放鬆了，才能夠算是結束，做完陰部推拿，再推恥骨的肌肉，由下往上推，推完以後再做震動法。

三、震動法

【震動法】就是用我們的手掌心，扣住模特兒恥骨的地方，然後繞圈圈由下往上震上去。震動法要分成三面，正中、左右、兩方都要做，每一面最少要做十下，震動法可以讓我們的陰部往上提。

要是下陰部不夠有彈性，可以利用震動法，整個陰部就會往上，可以幫助放鬆整個陰部、增加彈性。所以震動法也是陰部裡面最重要的手法，我們陰部的手法並不多，可是效果非常的好！只是認穴要記得準，多加練習，因為每個人都是不一樣的，所以說最重要的穴道，不在大腿的上方或是內側，陰部那九個穴道才是最重要的穴道，那是我經過多次認真積極投入、臨床試驗研究出來的，一般人都不知道那裡會有穴道，其實陰部的穴道有很多，我找了九個介紹給大家，可以幫助陰部整個收縮。還能幫助陰道、尿道、肛門，做完以上的這幾個手法以後，陰道保健就已經大功告成了。做陰部的穴道推拿是很重要的，不過位置一定要認準，而且一定是要由下往上，效果才會更顯著。

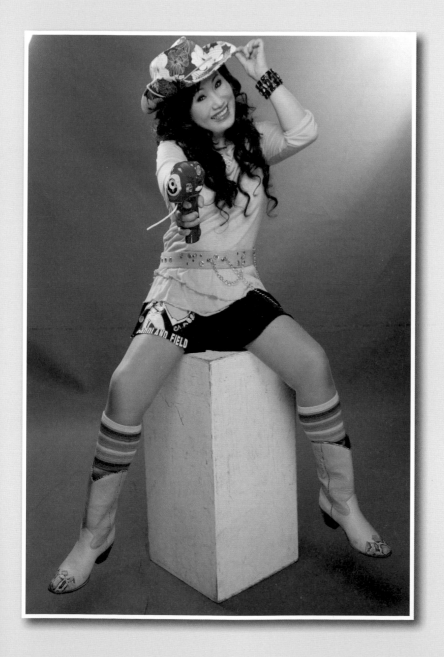

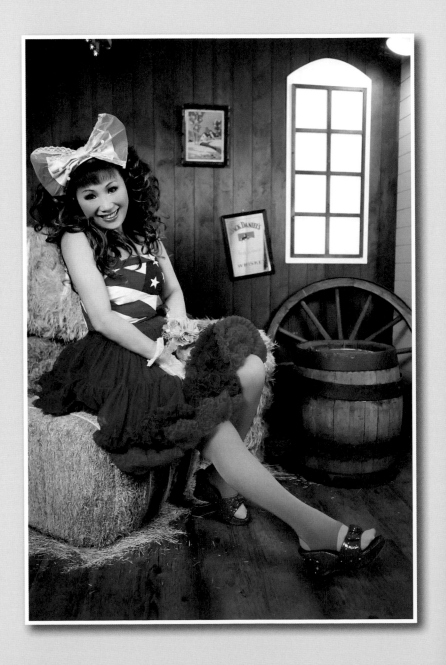

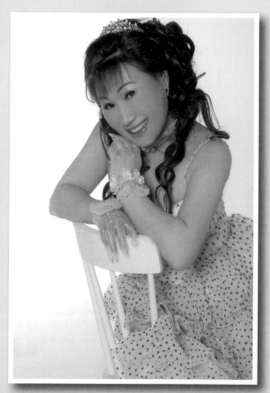

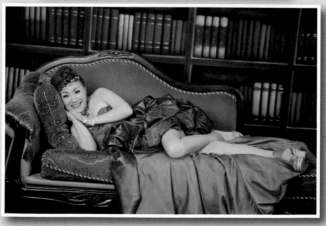

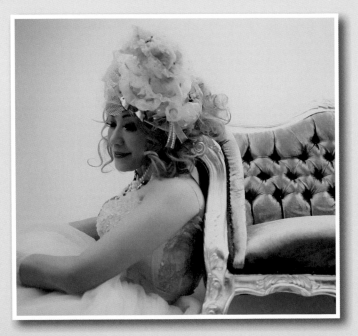

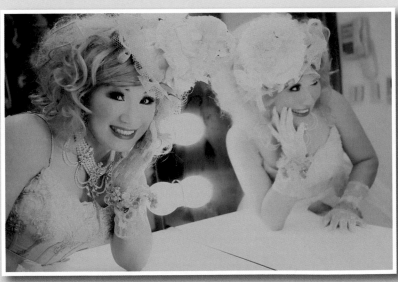

Part 8
運動美容性感翹臀

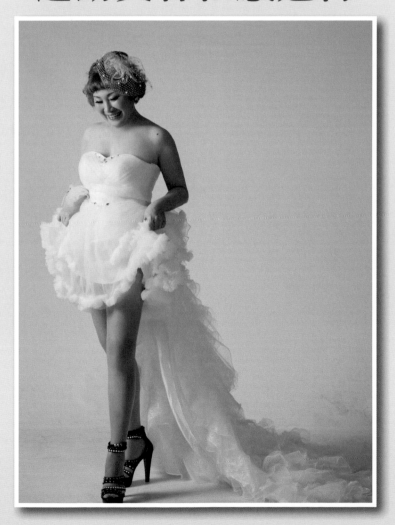

　　運動美容修正臀型，要事前準備好的有荷荷芭油、顆粒按摩器、手型按摩器、小手按摩器以及桿麵棍。因為臀部的範圍內比較肥厚，所以我們用小手按摩器來代替拇指的穴道指壓，按照慣例要先介紹臀部的範圍、臀部的穴道、臀部的肌肉紋理，以及修正臀型的基本手法。

　　所要運動的範圍是腰部以下、大腿根部以上的整個臀部，由於臀部的組成肌肉以斜向下方的中臀肌與大臀肌為主。因此在修正的過程中，應由下往上推進，使肌肉更富有彈性，不會再有下垂的情形。

　　在進行臀部的運動美容時，穴道也是相當重要的，以下是修正臀型的基本手法：

　　一、穴道按摩法

　　二、肌肉推拿法

　　三、左右側推拿法

　　四、敲打法

　　五、抬臀法

　　六、扣提法

　　七、提升震動法

　　八、肢體運動

臀部的穴道位置：

穴道	穴道位置
大腸俞	足太陽膀胱經腧穴：第四腰椎棘突下，旁開 1.5 吋處。 主治病症：腰痛、腹瀉、便秘。
關元俞	第五腰椎棘突下，旁開 1.5 吋處。 主治病症：腰痛、腹脹、泄瀉、小便難、遺尿。
小腸俞	第一骶椎棘突下旁開 1.5 吋處
膀胱俞	第二骶椎棘突下旁開 1.5 吋處
白環俞	第四骶後孔中，旁開 1.5 吋處
上髎	第一骶後孔中 主治病症：腰痛、大便不利、月經不調。
次髎	第二骶後孔中 主治病症：月徑、疝氣、月經不調、赤白帶下、痛經。
中髎	第三骶後孔中 主治病症：腰痛便秘、泄瀉、小便不利、月經不調、帶下。
下髎	第四骶後孔中 主治病症：腰痛、小腹痛、便秘、小便不利。
腰俞	第四骶椎下骶骨列孔中
秩邊	第四骶椎棘突下，旁開 3 吋。
環跳	股骨大轉子高點與骶骨裂孔連線的外 1/3 與臀下橫紋中央
承扶	臀溝中央 主治病症：腰脊臀痛、便秘、痔疾。
長強	督脈輕論穴：尾骨尖端與肛門之間。 主治病症：泄瀉、便血、脫肛、便秘、腰脊痛。
腰陽關	第四腰椎棘突下 主治病症：月經不調、遺精、陽痿、下肢痿痹。

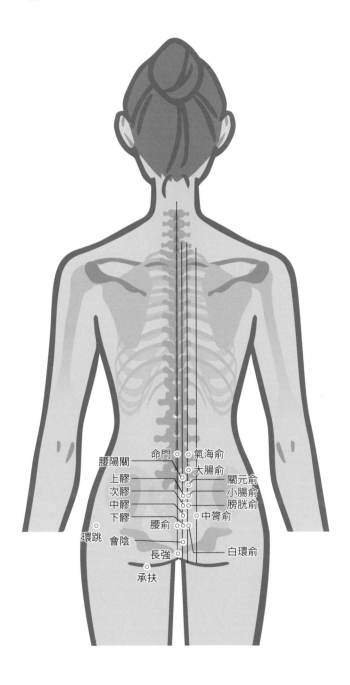

腰陽關　命門　氣海俞
上髎　　　　大腸俞
次髎　　　　關元俞
中髎　　　　小腸俞
下髎　　　　膀胱俞
　　　腰俞　中膂俞
環跳　會陰
長強　　　白環俞
承扶

修正臀型的肢體運動則可分為：

1. 前抬胸

2. 後抬腿

一、穴道按摩法

經過了上述的基本介紹後，相信您對修正臀型，已有初步的認識，如果您有臀部下垂的煩惱，可能是因為工作而長期的站或坐的關係，請趕快起身舒活一下筋骨，讓自己擁有完美的臀型，會讓您穿任何的衣物都非常好看。

為大家介紹修正臀型的示範動作。首先來介紹臀部的範圍，臀部是腰際以下，大腿根以上，這屬於臀部的範圍。做臀部是除了兩個屁股以外，外側也都要做，先在臀部上先抹上油才開始做。

【穴道推拿】，用小手按摩器代替大拇指，來壓大腸俞、關元俞、小腸俞、膀胱俞、白環俞、腰陽關、上髎、次髎、中髎、下髎、腰俞、秩邊、環跳、承扶以及長強穴的位置，壓完穴道以後，接著要為大家介紹的是推拿法。

二、肌肉推拿法

做【肌肉推拿法】，要先用顆粒按摩器來做，再來是

手型按摩器，用顆粒按摩器來推臀部時，記得一定要壓進去，慢慢的往上推，推的時間要多長呢？

大約是五分鐘，臀部是一邊一邊的做，做完一邊的臀部以後，再換另外的一邊來做，做法是一樣的。記得一定要壓進去，開始推肌肉，速度不要太快，要慢慢來，記得一定要深而慢，絕對不要快速的做。因為快速的做會像在刮東西一樣把皮磨破，慢慢做絕對不會破皮。

而且您的肌肉組織在推拿的過程中，絕對會燃燒脂肪，這是最有效的方法，顆粒按摩器做完五分鐘以後，就換手型的按摩器，做法跟顆粒按摩器是一樣的。手型按摩器同樣要壓進去然後慢慢的由下往上推，做臀部都是一邊做完再做另外一邊，用手型按摩器推拿的時間差不多十分鐘，每一邊各做十分鐘。

接下來做側邊推拿法，請模特兒先側躺，推拿者一樣用顆粒按摩器做完，再用手型按摩器。動作一樣由下往上推，從側臀推到腰際的位置，推拿者站在模特兒的背後方，時間大約兩分鐘就可以。

接下來用手型按摩器來做，手型按摩器可以更深入推到肌肉層裡面，顆粒按摩器因為顆粒多、接觸面積大，推肌肉的深度不夠，因此要搭配手型按摩器使用，顆粒按摩

器簡單說，就像我們做運動以前的暖身運動，手型按摩器
是屬於激烈的運動，所以兩個按摩器互相搭配使用的話，
效果會非常的好。

　　至於小手按摩器，可以代替我們拇指的指壓，例如我
們要幫別人做推拿或是指壓，在每個穴道上，小手按摩器
就非常好用。舉例若屁股上有個硬塊，用手型按摩器比較
難推，就可以用小手按摩器局部來推，效果是很好的。

三、左右側推拿法

　　做完側邊後，我們再換另一邊來做，模特兒的側臀如
果特別地肥厚，就要增加推拿的時間，所以時間是由自己
來決定，記得一定要推到腰際的地方，盡量在側臀跟大腿
根之間仔細的推拿，一定要超過臀部下沿的範圍。

四、敲打法

　　當我們由瘦變胖，或是生過小孩的婦女們骨盆都會撐
開，臀部就會變得比較寬。所以借助敲打法，把被撐開的
骨頭敲回去，敲打法要用的工具是桿麵棍，怎麼敲呢？就
是要敲下去馬上提起來，再敲要有彈性，不能直接用力打
那就不是敲打。

　　【敲打法】一定要訓練出敲打的彈性才能夠敲，不是說任何人都可以敲骨頭，敲打的方式要是不正確，會使骨頭受傷。敲骨頭一定是敲下去有點痛，彈起來時絕對不能痛，那才是正確的敲法。我為大家示範正確的敲打法，首先請模特兒側躺，敲側臀的骨頭。

　　敲打法最重要的是，由上往下或是由下往上，一吋一吋的敲，在骨頭比較突出的地方，需要多敲幾下。敲打的順序不是最重要的，最重要的是您的手法要正確，而且敲打時一定要有彈力，不要自己隨便亂敲，否則很容易就會受傷。所以一定要練到有彈力後，您才能夠來敲骨頭，並不是我們拿起桿麵棍，就自己來亂敲會有效，絕對沒效的。一定要自己先把敲打的彈力練會，再來做敲打的動作。

五、抬臀法

　　抬臀法要用的工具是桿麵棍。首先請模特兒趴著，推拿者雙手握住桿麵棍兩端，由下往上從臀部的下面，大腿根的後方往上推，這樣您的臀部就不會下垂，可以讓臀部的肌肉更加有彈性。

六、扣提法

　　所謂的【扣提法】就是，推拿者的雙手握成圈圈，大

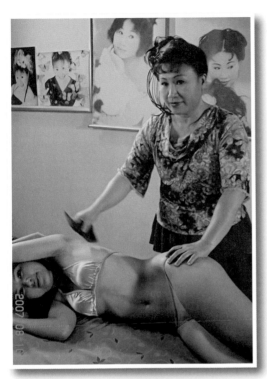

◀用手型按摩器側推,從
腋下到側臀,修飾腰部、
臀部的曲線。

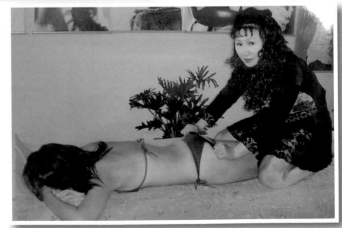

▶用桿面棍從臀部
下緣,桿推上整
個臀部以防下垂。

拇指在外面，推拿者用雙手的虎口，來夾模特兒臀部的兩側肌肉。由腰際開始往下面扣提肌肉，再由下面往上面，上上下下左左右右，只要您順手就可以。由外側夾到裡面到臀溝的地方，推拿者的雙手就好像在拍手一樣，做扣提法可以增加我們臀部肌肉的彈性，讓臀型會更美麗，次數大約二十至三十下。

七、提升震動法

接下來我示範的最後一個步驟，是【提升震動法】，能讓我們下垂的臀部緊密。首先請模特兒趴著，推拿者的位置要在模特兒臀部的後方，推拿者使用雙手的手掌心，和手腕之間的力量來推，雙手要放在臀部的下方跟大腿根處再往下一點，不要剛好壓在臀部上。推拿者的雙手剛好托住模特兒的臀部，然後往上震動推，一定要震動到模特兒的臀部有往上的感覺。做完了提升震動法以後，臀部基本手法就完成了。

八、肢體運動

1. 前抬胸肢體運動：

前抬胸的示範動作，首先請模特兒趴臥於床上，並雙

手交叉放在腦後，推拿者站於後方。再請推拿者的手扣住您的手肘部份，趴臥於床上的人頭往後仰，看到後方的推拿者，推拿者這時要順勢把對方整個身體往後拉起，整個身體全部抬起來，推拿者的身體同時要跟著起伏，這個肢體動作要做十下左右。

2. 後抬腿肢體運動：

後抬腿的肢體運動，先請模特兒趴在床上，推拿者兩腳在模特兒的臀部兩旁，面朝模特兒腳的方向，推拿者用雙手抱住模特兒的膝蓋往上抬，左右各做十下。同時推拿者的身體要跟著起伏，做完後抬腿美臀就全部大功告成。

九、翹臀 DIY 自行法

1. 屁股走路

這是可以在家裡自行做的肢體運動，第一個動作是屁股走路，能夠增加臀部的彈性，並可防止臀部下垂，讓臀部的肌肉收縮更好，不會讓我們的臀部愈來愈大。

首先我們採坐姿坐在地上，雙腿伸直、雙手交叉放在頭後方，利用腰力先抬起左臀，再右臀往前移動。在走路的過程中臀部一定要有離開地面的感覺，要從任何一邊開

始走都是可以的。屁股走路往前進，身體正面是直的，這動作要做幾下呢？看您自己能做幾下就做幾下，因為它的效果非常好。

2. 後抬腿

在做後抬腿時，記得兩手貼住您家的牆壁，或是桌子邊都可以，眼睛要朝前方看，不要往後看。我們的腳往後抬，身體要跟著前曲，後抬腿這個動作，會讓臀部的肌肉更結實，而且可以用到腰力，可以縮小腰，讓我們的雙腿更漂亮。

3. 推拿法

除了自行的肢體運動以外，還可以利用按摩器，來做肌肉推拿法。首先單手握住顆粒按摩器，站著來推臀部，用顆粒按摩器從外臀的下方由下往上推，再推到整個後臀。大約推二十至三十下，再換手型按摩器來推臀部肌肉，採用一樣的手法。若是沒有按摩器，建議你可以自己用扣提法，雙手握成圈圈，大拇指在外面，用雙手的虎口來夾臀部的兩側肌肉，每天多做幾下，絕對能夠達到讓你緊縮臀圍的效果。

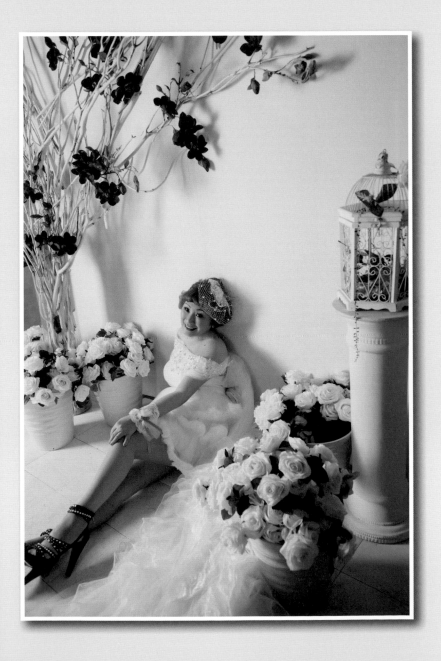

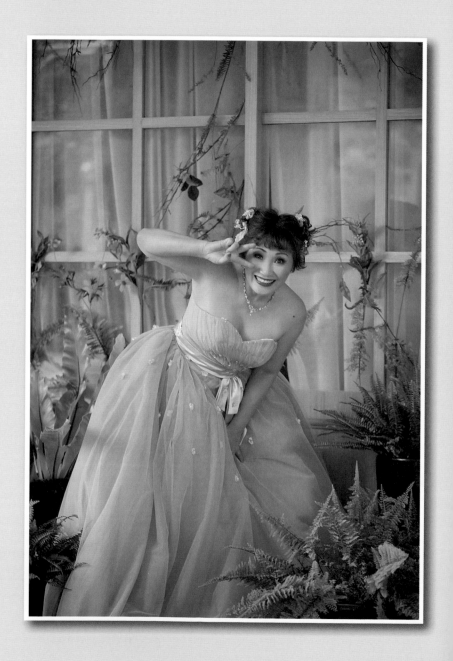

Part 9
運動美容嫩柔美背

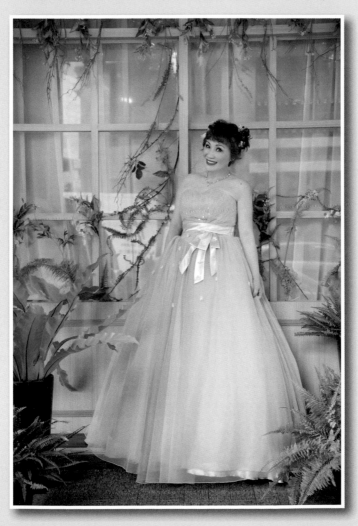

　　所謂的美背運動，有舒正脊椎的效果，能再展現您脊椎挺立的風采，更能解除您腰痠背痛的煩惱。因此如果您有脊椎彎曲、駝背、腰痠背痛的煩惱，美背運動就很有效。

　　要使用的按摩工具有：按摩油、顆粒按摩器、手型按摩器、小手按摩器以及推平背部肌肉的桿麵棍。

　　美背的運動範圍是從肩膀以下至腰部以上，做整個背部的運動。由於背部的肌肉紋理包括廣背肌以及外腹斜肌。因此，在做肌肉運動時，必須按照肌肉的生長方向來分段推拿。

　　美背的基本手法分為：

　　一、穴道指壓

　　二、肌肉推拿

　　三、檢視脊椎

　　四、敲打法

　　五、壓背法

　　六、撫平法

背部的穴道位置包括了脊椎上的：

穴道	解剖位置
陶道	督脈經腧穴：第一胸椎棘突下。主治症狀：脊強、頭痛、熱病。
身柱	第三腰椎棘突下主治症狀：咳嗽氣喘、腰脊強痛。
靈台	第六胸椎與第七胸椎棘突間。
至陽	第七胸椎與第八胸椎突間。
命門	第二腰椎棘突下。主治症狀：腰痛、陽萎、遺精、泄瀉、帶下。

脊椎旁的穴道：

穴道	解剖位置
大杼	足太陽膀胱經腧穴： 第一胸椎棘突下，旁開 1.5 吋處。 主治症狀：頭痛、項背痛、咳嗽、發熱、脊強。
厥陰俞	第四胸椎棘突下，旁開 1.5 吋處。 主治症狀：咳嗽、心痛、胸悶、嘔吐。
心俞	第五胸椎棘突下，旁開 1.5 吋處。 主治症狀：心痛、驚悸、健忘、心煩、咳嗽、吐血。
督俞	第六胸椎棘突下，旁開 1.5 吋處。
肝俞	第九胸椎棘突下，旁開 1.5 吋處。 主治症狀：黃疸、脇痛、吐血、目眩、脊背痛。
膽俞	第十胸椎棘突下，旁開 1.5 吋處。 主治症狀：黃疸、口苦、肺癆。
脾俞	第十一胸椎棘突下，旁開 1.5 吋處。 主治症狀：黃疸、嘔吐、泄瀉、背痛、便血。
胃俞	第十二胸椎棘突下，旁 1.5 吋處。 主治症：胸脇痛、嘔吐、脾胃虛弱。
腎俞	第二腰椎棘突下，旁開 1.5 吋處。 主治症狀：遺尿、月經不調、目昏、耳鳴。

在肩胛骨上的穴道有：

穴道	解剖位置
膏肓	第四胸椎棘突下，下旁開 3 吋處
意舍	第十一胸椎棘突下，下旁開 3 吋處。
志室	第二腰椎棘突下，旁開 3 吋處。

至於肩胛骨地帶則有：

穴道	解剖位置
肩井	大椎穴與肩峰連線的中點
肩外俞	手太陽小腸經腧穴： 第一胸椎棘突下旁開 3 吋。 主治症狀：肩背痠痛，頸項強急，上肢冷痛。
肩髎	後下方，上臂外展平舉，肩偶穴後約 1 吋的凹陷處。

　　認確這些運動以後，再來介紹的是肢體運動，背部的肢體運動又可分為：

　　一、前抬胸

　　二、後抬腿

　　大致先了解這些運動的做法後，您就可以了解美背運動的整個過程，而做完這些運動後，美背的運動美容就已經完成了。運動美容並不只是瘦身而已，它具有保健、修正身體的功能。如果讀者們能常常練習運動美容自行法的

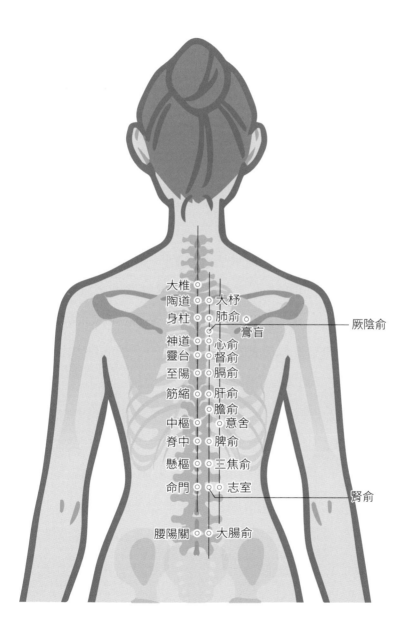

大椎
陶道　大杼
身杜　肺俞
　　膏肓　　　　　　　厥陰俞
神道　心俞
靈台　督俞
至陽　膈俞
筋縮　肝俞
　　膽俞
中樞　意舍
脊中　脾俞
懸樞　三焦俞
命門　志室　　　　　　腎俞
腰陽關　大腸俞

話，相信您的身體一定會越來越健康，體態也會越來越苗條。

美背的範圍是從肩膀以下、腰部以上，以下示範美背的基本手法：

一、穴道指壓

【穴道指壓】是從正脊椎開始來壓大椎、陶道、身柱、神道、靈台、至陽、命門這些穴道。用大拇指來壓每一節的胸椎，人體的胸椎總共有十二節。盡量壓到靠近腰椎的地方，重複來回壓五至十次，再來壓外側的大杼、厥陰俞、心俞、督俞、肝俞、膽俞、脾俞、胃俞、腎俞這些穴道，一邊一邊的壓脊椎外側的穴道，另外一側的壓法也是一樣的，兩邊的穴道都是同一個位置。

壓完了脊椎以後，接著來壓肩胛骨上的膏肓、意舍、志室的穴道。從肩胛骨以上肩膀的地方開始按壓，慢慢移到肩胛骨的部位，從肩膀的穴道來壓，慢慢往下到我們的肩胛骨。一邊一邊來壓，不論是先左邊再右邊，或是先右邊再左邊都可以，只要您覺得順手，先從哪邊開始壓都行。

二、肌肉推拿

　　【肌肉推拿法】所需要的工具有顆粒、手型、小手按摩器，還有桿麵棍。先在模特兒背上抹油，再使用顆粒按摩器來推背，是由下往上推這個順序。

　　若是模特兒太瘦了，就不要使用顆粒按摩器，直接選擇使用手型按摩器來做。在用按摩器做時，記得要避開脊椎，在我們脊椎外側做，順著肌肉的紋理來做，也是一個一個的做，哪邊順手就從哪邊先做。做完一邊以後，換另外一邊再來做，顆粒按摩器推完後，再用手型按摩器，手型按摩器是背部推拿最好用的工具，按摩效果也是最好的。

　　利用按摩器推肌肉，必須順著肌肉的紋理由下往上推、由內往外推。在推背的時候，一樣記得要避開我們的正脊椎，注意推的時候速度要慢，且要壓深進去再推。按摩器推的角度要斜向四十五度，斜著推，絕對不能立起來呈九十度來推，這樣才不會推傷肌肉，再順我們肩胛骨的到手臂的地方推，包括到腋下的地方都要處理。

　　再順著肩胛骨的方向往上推，推到肩膀跟背部交接處的地方，推完一邊背部再推另外一邊，每邊的推法都是一樣的。

　　推拿法大約做二十分鐘，推到肌肉有適度的彈性，就可以換手推另一側邊。要是發現模特兒的背有一個硬塊或是小硬塊，用手型按摩器來推比較困難時，就換小手按摩器兩根指頭的部分，局部推小硬塊的地方，慢慢反覆的推，推到這塊肌肉軟化為止。

　　小手按摩器最大的好處就是，可以修正您的脊椎，當有小硬塊，用大手不方便推，可以改用小手按摩器來各個擊破。因為在慢慢推的時候，可以比較容易集中推深的力量。用完小手按摩器後，接著可以再用手型按摩器來檢查一下，推推看這個肌肉是不是有更順暢？要是順暢了，就代表有推開硬塊，記得兩側都要檢查。

　　接下來才開始推脊椎，要輕輕慢慢的一節一節往上推，速度絕對不能快。因為脊椎是我們人體重要的支柱，脊椎健康，身體就沒問題。

　　但脊椎有問題的話，就會反映出我們身體的不健康。要修正脊椎以前，一定要先做美背的推拿法。因為推拿法可以讓背部的肌肉全部放鬆，讓骨頭增加彈性，要先檢視脊椎，才可以做脊椎的修正，在刺激脊椎的時候，就更加不容易受傷了。

三、檢視脊椎

推拿步驟做完後，我們要做檢視，檢視脊椎最重要的道具，就是小手按摩器。因為脊椎的每一節，都是非常細微的架構，它是一節一節環扣的圓錐體。因此，要是您脊椎有稍微的側彎或彎曲的情況，就需要用小手按摩器，來做輔助修正的作用。

首先用大拇指來檢視脊椎的外側，要是您脊椎哪裡有稍微突出不順暢時，壓起來會有點疼痛，且會有特別突出的地方。因此發現那一節突出時，就利用小手按摩器的兩根手指頭，放在脊椎的外側，往脊椎中心的方向來推。

要是您的脊椎沒有問題，用小手按摩器來檢視您脊椎絕對不會痛。要是您脊椎有側彎的情形，用小手按摩器來推您的脊椎，就會非常的疼痛，而且會有種被針刺、被電到的刺痛感覺，這是因為您脊椎本身就有問題。

相反地，在脊椎健康狀態下檢視脊椎的外側，則是怎麼推都不會疼痛，而且還會非常的舒服。在檢視推的這個步驟，是絕對不會讓您的脊椎歪掉的，也不會因為您檢視脊椎，讓您的脊椎隨便一推，就跑到另外一方去變得歪掉，這絕對不可能。

　　因為檢視脊椎都是由外側來做，以脊椎為中心，用小手按摩器從外側輕輕的往內推進去。脊椎是一個一個的環扣上去的，所以只是稍微移動一下，絕對不會傷到脊椎的神經，而且手法是輕碰地由外側往內推進去，絕對不會傷到脊椎本身。

　　如果在檢視時發現脊椎上面有卡硬塊的話，可以趁勢在每一節上的脊椎，用我們的小手按摩器稍微用力的推，把硬塊推順暢。有的人可能在脊椎上，會有一些沾黏的骨刺，要在正椎上來推他的骨刺，只要慢慢地把骨刺推掉即可。

四、敲打法

　　【敲打法】目的是要讓我們的背比較平坦，而且在有特別突出的地方，可以利用桿麵棍慢慢敲下去，只要您敲打法做得好的話，可以讓我們消除疲勞，甚至增加肌肉骨骼的彈性。

　　敲打法所需要用的工具是桿麵棍，記得敲打一定要掌握肌肉的彈性，打得有彈性。敲打方法就是，一手握住桿麵棍的下方，舉起來往背部敲，而桿麵棍敲下去馬上拉起來時，速度要快且有彈性，彈性是我們敲打法的必備條件

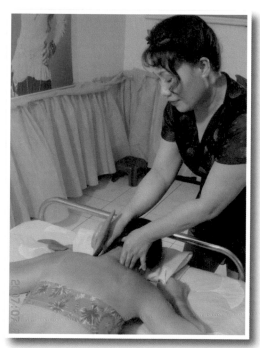

▲雙手拇指壓，改善肌肉的硬度，軟化肌肉。

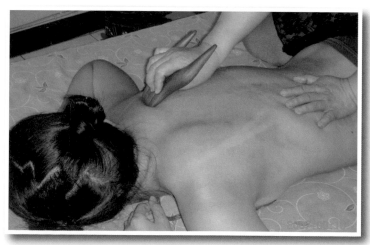

▲用手型按摩器推拿背部，放鬆肌肉，減肥瘦身消除疲勞。

之一，您要是打的沒有彈性，就不能算是敲打法，一定要打出彈性，打下去的時候，模特兒會感覺有點痛，桿麵棍拉起來離開後一定要不痛，這是敲打法最重要的秘訣。

敲打背部的方向，是順著肩胛骨的肌肉紋理斜著來打它，輕輕的、有彈性的一邊一邊的打，再換邊，順著肩胛骨的方向輕輕的敲打。因為我們的背部、肩部骨以及肋骨，如果用力過強的話，背部就會比較容易凸起來。

利用敲打法就是為了能夠把突出的背部打平，這樣才可能讓背部看起來更漂亮。如果只用雙手來壓背部，效果比較差。

五、壓背法

是用我們的雙手手掌心的地方，來壓我們的背。正脊椎為中心，滑向兩邊的腰側來壓它，再順著肋骨的方向輕輕的壓下去。做壓背時，重心一定要記得壓在背上，只有在背上使力，不能把對方用力往床上壓，會把力量都壓到對方的胸部，這是錯誤的。

如何幫別人壓背？

首先推拿者要讓自己重心先穩住，騎馬式騎跪在模特兒的上後方，接著用我們的雙手手掌心，以模特兒的脊椎

為中心，順著肋骨方向來壓它。

　　推拿者雙手施加的力量，只壓在模特兒背部上，絕對不能把模特兒的身體往下壓，讓模特兒的前胸像被壓扁掉的感覺是不對的。做過壓背法後，可以讓背比較平，而且可以縮小腰身，肋骨也會變得比較窄一點。

六、撫平法

　　【撫平法】使用的工具是桿麵棍，因為桿麵棍的特質是平的，桿背部的時候，可以檢查背部的平坦情況。美背撫平法是用桿麵棍由下往上桿，檢視是否有背不平的問題。在桿到肩胛骨時，要斜斜的桿，順著肩胛骨方向左右兩邊分開做，然後再來桿整個背，要是他的背不夠平，在用桿麵棍檢視時，就可以察覺出來。

七、肢體運動

1. 前抬胸肢體運動：

　　前抬胸的示範動作，首先請模特兒臥於床上，並雙手交叉放在腦後，推拿者站於後方。再請推拿者的手扣住您的手肘部份，趴臥於床上的人頭往後仰，看到後方的推拿者後，推拿者這時要順勢把對方整個身體往後拉起，讓對

方整個身體全部抬起來。推拿者的身體同時要跟著起伏，這個肢體動作要做十下左右。

2. 後抬腿肢體運動：

後抬腿的肢體運動，先請模特兒趴在床上，推拿者兩腳在模特兒的臀部兩旁，面朝模特兒腳方向。推拿者用雙手抱住模特兒的膝蓋往上抬，左右腳各做十下。同時推拿者的身體要跟著起伏，做完抬腿以後，美背運動就大功告成。

八、美背的 DIY 自行法

美背的 DIY 自行法有：1. 後仰法，2. 摸地法，3. 敲打法，4. 撞壁法。

1. 後仰法：

我們站著來做後仰法，兩手叉腰、頭往後仰，雙腿膝蓋一定要伸直，每次的後仰法都要做十下左右，這運動對脊椎跟腰的健康非常有幫助。

2. 摸地法：

摸地法一定要將膝蓋伸直，雙手盡量摸到地板，可以

伸直我們的背脊，將背整個拉直，可以自己在家裡做，效果非常好。

3. 敲打法：

　　敲打法需要用的工具就是桿麵棍，自行敲打只要方法正確，持續敲自己的背部，記得敲打的時候要有彈性。盡量放鬆，然後左右敲打，輕輕敲打自己的背可以消除疲勞。

4. 撞壁法：

　　首先雙腳要微分開與肩同寬，找一面堅固的牆壁，背對牆壁。保持與牆壁大概五至七公分的距離，盡量不要太遠。低頭往前，不要撞到頭，嘴巴微張，背慢慢往牆撞過去。最重要就是撞整個肩胛骨，做十到二十下左右，可隨自己的感覺多做幾下，只要記得保護自己的頭，不要去撞到牆壁。

　　做完了自行法，美背就告一個段落了，相信您對脊椎一定有深刻的認識。脊椎是人體的重要支柱，當脊椎出現了問題，可是相當痛苦！脊椎彎曲，骨質疏鬆，不僅有礙身體的美感，更危及您的健康，因此我深切的期盼，您能有效的利用運動美容來達到保養脊椎及健康的目標。

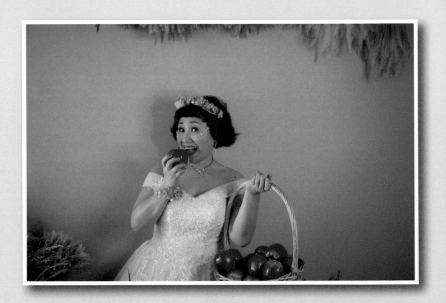

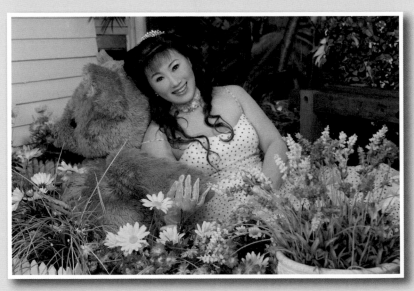

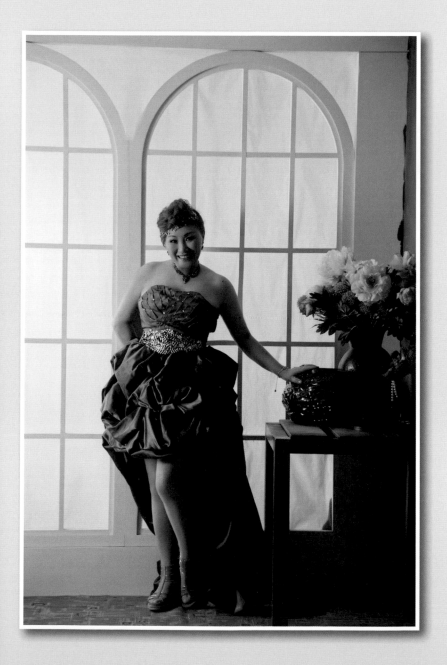

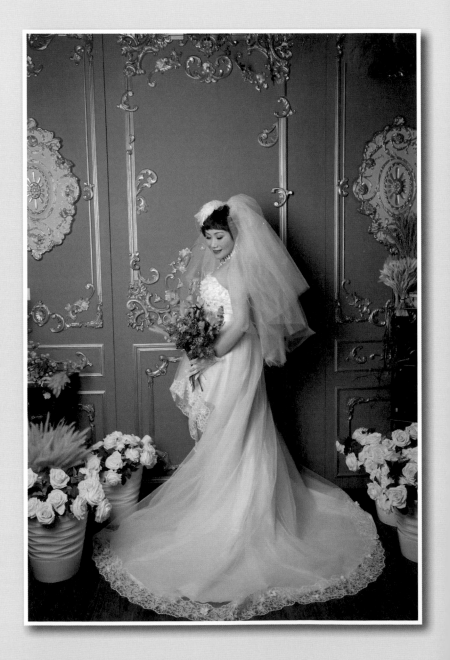

Part 10
窈窕柳腰曲線玲瓏

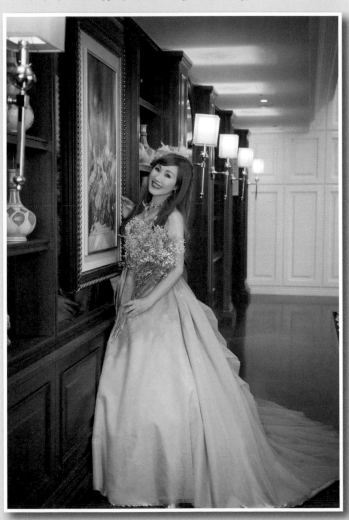

運動美容的美腰教學，要先準備荷荷芭油、按摩器。按摩器的使用方法，再次提醒您要深深的推壓，不可只接觸表皮而已，否則只是徒勞無功罷了。

按摩的範圍，是從腋下至臀部兩側的腰部運動美容，由於的腰部肌肉紋理，包含了腹斜肌、外腹斜肌以及腰背肌等斜向界面的肌肉。因此我們在做肌肉運動時，應先由上往下，再由側邊往內，最後再從下往上推，使肌肉更結實，腰圍自然會縮減。

腰部所涵蓋的器官，包含了腰椎、第十一、十二肋骨、上行結腸、橫行結腸、腎臟、肝臟以及胃部。再來是腰部的穴道位置，由於腰部穴道控制著許多身體前後左右的器官，因此按摩這些穴道後，可使身體的各項機能增強外，更可使體態輕盈自如，看起來更加靈活。

美體的基本手法：

一、腰部、右邊以及左邊穴道指壓。

二、腰際、右邊以及左邊推拿法。

身體側邊的穴道有：

穴道	穴道位置
期門	乳頭直下，第六肋間隙
章門	第十一肋端
京門	第十二肋游離端
帶脈	從十一肋端與十二肋端聯線終點引線下行與臍相平處。
命門	督脈經腧穴：第二腰椎棘突下 主治症狀：脊強、腰痛、陽痿、遺精、泄瀉、帶下。
腎俞	足太陽膀胱經腧穴：第二腰椎棘突下，旁開 1.5 吋處 主治症狀：陽痿、月經不調、頭昏、耳鳴、耳聾、水腫。
志室	第二腰椎脊突下，旁開 3 吋處。
大包	腋中線直下第 6 肋間處

　　做完了基本手法後，再做肢體運動，其中包含側腰運動，可以使腰部大幅的運動，活絡肢體。試想古今中外的美女，如果都是贅肉叢生的水桶腰，我相信歷代的男人都要暈倒了！接下來示範的是：

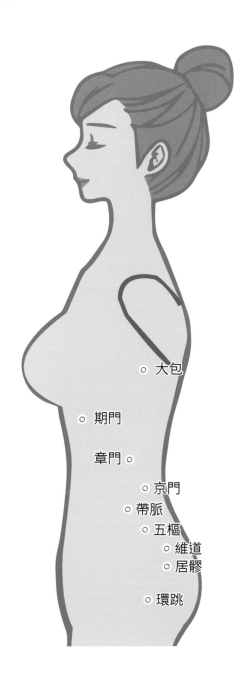

大包

期門

章門

京門

帶脈

五樞

維道

居髎

環跳

一、腰部、右邊以及左邊穴道指壓

【穴道指壓】第一個先從左腰部開始，做腰部穴道指壓，再做右側腰部穴道，從腋下開始，做到臀圍的地方，再做另外一邊，一樣從腋下壓到臀部。

二、腰際、右邊以及左邊推拿法

做完這三個穴道推拿以後，接下來要做肌肉運動，做側腰的肌肉運動，左右兩邊都要做，再做正腰的運動，使用的按摩器是手型按摩器跟桿麵棍兩種。

現在做肌肉運動【推拿法】的示範，從腋下開始往下推，推到腰際的地方要停頓一下，接著是由臀部的地方，由下往上推，要分段來推它，到腰際的時候一樣要停頓，不要直接往上滑上去，這樣容易傷到肋骨。所以說要分段來推，以腰際凹的地方為交接處，在腰際的地方輕輕的推肌肉，這樣腰就會縮小，脂肪也會燃燒。

做完正推以後，我們接著要做腰際的推法。順著肋骨的方向推，從後背的地方開始，往胸部和肚子來推肌肉，順著骨頭方向推就不會受傷，而且肌肉會更富有彈性。

只要您發現他肌肉比剛才有彈性時，就需要放手。做

幾分鐘由自己決定，大約是三至四分鐘，做到肌肉有點彈性時，就該收手，用手型按摩器做完了以後，接著用桿麵棍來桿一下他的肌肉，看這個肌肉有沒有硬塊？或者有不順的地方？因為用桿麵棍來桿是最平的，要是有不順的話，就會有卡住的感覺，也是一樣要分段到了腰際的地方，就不要再桿下去。直接從臀圍往上桿，在腰際的地方，連接處這裡會合，輕輕慢慢的桿。

　　腰側的肌肉運動完成以後，要壓一壓我們肋骨的肌肉和骨頭，可以讓腰縮小一點、更緊密。推拿者從模特兒側邊的腋下，朝胸部輕輕的往下壓，再順著肋骨的方向往下壓，壓完右側就完成了。

　　做完一邊以後，再做另外一邊，因為腰有兩側。動作都相同，使用桿麵棍和手型按摩器。首先用手型來推肌肉，剛開始推肌肉一樣從腋下到腰際的地方慢慢往下推，接著從臀部，由下往上推，推到腰際的地方要特別加強做腹部的肌肉，每一邊時間最少要做三到五分鐘，做到肌肉有彈性就要放手，免得肌肉疲勞。要是模特兒肌肉沒有做出彈性的話，就需要再繼續做，做到有彈性，這樣時間就可能比五分鐘更長。

　　做完推拿法以後，要順著肋骨方向來做腹部的肌肉，

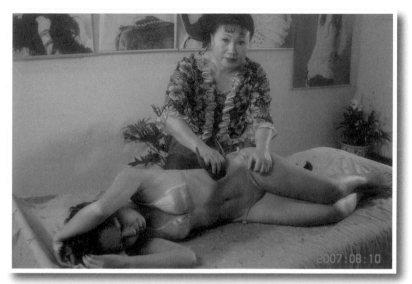

▲用手型按摩器側推腰腹肌肉，以達到瘦腰的效果。

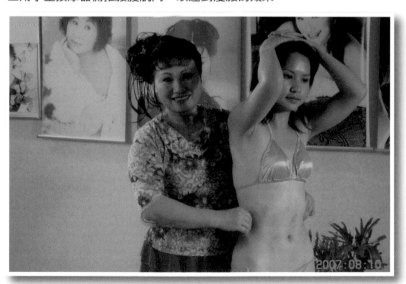

▲雙手提拉腰部肌肉，增加腰部的彈性，有瘦腰的效果。

順著肋骨生長的方向斜推，從後背開始推到胸部的地方，再從腰際推到側腹，用桿麵棍來檢查一下，他肌肉夠不夠順暢？有沒有彈性？兩邊都一樣的推法。

以上皆屬於推拿法，可以縮小我們的腰，變成纖纖細腰。推拿的時候，記得一定要用手去扶住模特兒的腰，她身體才不會晃動，推拿者也才能夠使力推進去。腰部推拿法做三至五分鐘，推到我們腰部有點發熱感，感覺肌膚有在燃燒，肌肉起彈性，就一定要放手，免得肌肉疲勞。

接著請模特兒站起來，推拿者站在模特兒的背後，用手型按摩器推腰側的肌肉，兩邊各推二十下。推拿者用雙手的五指，提拉模特兒兩邊的腰側肌肉，一樣各做二十下。

接著做美腰的肢體運動，第一個運動是側腰運動，請模特兒先左手叉腰、右手高舉過頭，身體往左邊側彎曲，推拿者扶住模特兒的腰，幫助她往左側彎、左右兩邊各做十次。

三、DIY 自行運動

1. 推拿法

在家都可以自做的美腰運動，先用自己的雙手來做側腰運動，利用雙手手掌丘的部分，從後背往腰際推到腹部。

以腹部為中心，雙手拍打，推到自己的腰際有點發熱的感覺為止，時間多長由自己決定。

2. 腰部的提拿法

腰部的提拿法是用大拇指和無名指，利用指腹的力量，絕對不要用到指尖來提拉腰際的肌肉，各做提拉二十次。接著做美腰的肢體運動。第一個運動是側腰運動，請先左手叉腰，右手高舉過頭，身體往左邊側彎曲，左右兩都各做十次，對您的腰部健康非常有幫助。

其實想要擁有維納斯的曼妙體態，以及玲瓏有緻的苗條身材，是人人可行的，都是勤於運動保養的結果。

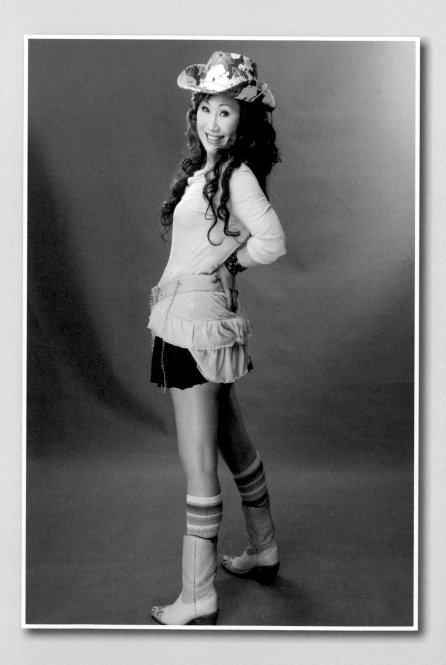

Part 11
筆直美腿婷婷玉立

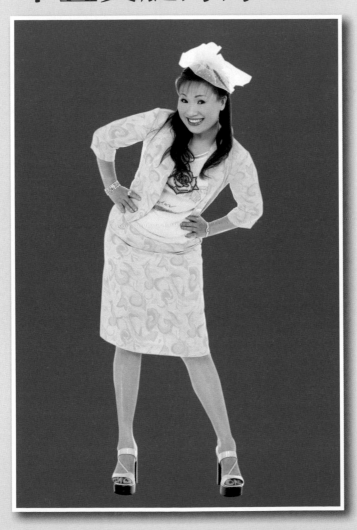

什麼是運動美容？

所謂運動美容就是筋骨運動、肌肉運動、以及身體的極限運動，這三種運動是最自然的美容保健法。它能促進體內細胞活化，增進細胞再生能力、減緩老化，留住青春不是夢想。

為什麼運動美容這麼痛呢？

請問您爬山過後，小腿痛不痛啊？答案是當然會痛！既然您爬山過後小腿都會痛，那在您的腿上做這麼激烈的肌肉推拿，您當然也會痛！不過它只是表皮的疼痛，而不是肌肉的疼痛，請您放心再多做幾次，您就不會那麼疼痛了！忍一時之痛，換得永續的健康美麗，這不是很值得嗎？所以千萬不要怕痛，也不要懈怠，好好練習吧！

以下示範運動美容的美腿教學，首先我們要準備好荷荷芭油以及按摩器，所使用的按摩器有：顆粒按摩器、手型按摩器和桿麵棍，在使用按摩器時要由淺而深加壓推滑，千萬不可猛然施力，否則容易造成肌肉拉傷。

在美腿的過程中，桿麵棍的運用是在推平肌肉、敲打腳底，當你用桿麵棍敲打腳底的時候，您的腳會非常舒服。美腿的範圍是從臀部以下至腳底，整條腿的運動美容。由

於腿部的肌肉紋理以平坦的直肌與廣肌為主，因此，美腿的肌肉運動，均應由下往上推進，以防止肌肉下垂。此外，我們必須注意到腿部的穴道，因為在進行穴道推拿時，這是相當重要的。

穴道	穴道位置
在腿部內側：	
箕門	血海穴上 6 吋
血海	手陽明大腸經穴：骸骨內上方 2 吋處 主治病症：月經不調、經閉、膝痛。
陰陵泉	脛骨內側髁下緣凹陷中 主治病症：腹脹、水腫、黃疸、小便不通、失禁。
地機	陰陵泉穴下 3 吋 主治病症：腹痛、水腫、小便不利、月經不調。
三陰交	內踝上 3 吋，脛骨內側面後緣 主治病症：失眠、遺尿、小便不利、婦女病。
中封	內踝上
在腿部外側：	
髀關	髂前上棘與髕骨外緣的連線上，平臀溝處。 主治病症：腰腿痛、便秘、月經不調、不孕。
伏兔	在髂前上棘與髕骨外緣的連線上，髕骨上 6 吋。 主治病症：腰痛、膝冷、疝氣、腳氣
陰市	髕骨外上方 3 吋處
梁丘	髕骨外上緣上 2 吋 主治病症：膝經痺痛、胃痛。

穴道	穴道位置
足三里	犢鼻穴下 3 吋，脛古前　外一橫指處。 主治病症：腹痛、腹瀉、氣喘。
豐隆	外踝上 8 吋，條口穴外 1 吋。 主治病症：頭痛、肢腫、便秘、腳氣。
陰包	大腿內側，股骨內上髁上 4 吋。 主治病症：月經不調、腰痛、腹瀉、子宮內膜炎、小便不利、遺尿。
曲泉	膝蓋內側，屈膝時形成的凹陷處。 主治病症：散寒除濕、舒筋利節、調補肝腎、調經止帶。
膝關	小腿內側，當脛骨內髁的後下方，陰陵泉穴後 1 吋，腓腸肌內側頭的上部。 主治病症：膝痛，腳氣，下肢痿痺，咽喉痛等。
中都	小腿內側，內踝尖直上 7 吋，脛骨內側面中央。 主治病症：病毒性肝炎，功能失調性子宮出血，腹痛腹瀉，產後惡露不絕，崩漏等。
漏谷	小腿內側，內踝尖上 6 吋，脛骨內側緣後方凹陷處。 主治病症：腹脹，小便不利，腿膝冷，麻痺不仁等。
商丘	足內踝前下方凹陷處，當脛骨前肌腱內側。 主治病症：胃炎，腸炎，消化不良，下肢浮腫。
太衝	第一二腳趾骨交接的凹陷處。 主治病症：疏理肝氣、清熱明目、改善血瘀、高血壓、緩解脹氣、消化不良。
申脈	外踝下緣凹陷中 主治病症：頭痛、眩暈、腰腿痠痛。
湧泉	足少陰腎經腧穴：腳底板前三分之一中央凹陷處。 主治病症：頭痛、目眩、頭昏、便秘、小便不利、小兒驚風、腎機能、失眠。

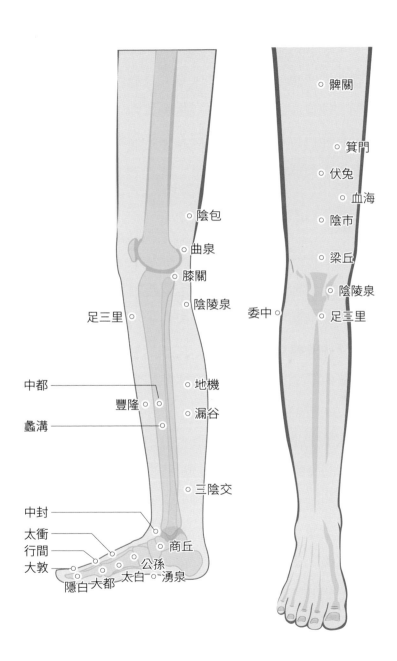

髀關
箕門
伏兔
血海
陰市
梁丘
陰陵泉
委中
足三里

陰包
曲泉
膝關
陰陵泉
足三里
中都
地機
豐隆
漏谷
蠡溝
三陰交
中封
太衝
行間
大敦
隱白　大都
公孫
太白　湧泉
商丘

187

　　按摩這些穴道後，則可促進腿部及腳部的血液循環，減輕腿部的不適，現代由於交通工具發達，人們比較少走路運動，致使腿部缺乏運動、產生贅肉。要擺脫肥腿的夢魘，只有靠自己常常運動，要怎樣來運動呢？現在我們就趕快來看看美腿的示範動作。

一、腿部穴道推拿

　　美腿部份的筋骨運動【穴道推拿】，穴道按摩最重要的是用大拇指慢慢壓進去，一定要壓對穴位，然後慢慢移動，做到腳後跟的位置是要用捏的，用食指和大拇指捏腳後根，再往後彈起來。

　　接著做腳底按摩，腳底按摩用手來敲也可以，或者桿麵棍也行，輕輕的敲打腳底板，用桿麵棍的前端，來刺激她的腳底並促進腿部血液循環。我們做完了右腿以後再做左腿，用同樣的動作做穴道按摩，同時放鬆筋絡。

　　同樣的動作，從大腿做到小腿，做到腳後跟，一樣做到腳底，並使用桿麵棍輕輕的敲它，剛才壓過了腿部後面的穴道以後，接著要壓前面大腿的穴道。順著腿的筋絡來壓穴道。腿的穴道有分正面、背面、內側、外側、後面的穴道以及膝蓋。

　　接著到小腿，最後做腳趾頭的經絡按壓，一定要順著腳趾頭的筋骨來做，這樣可以讓腳的經絡比較順暢。壓完腳趾頭的經絡以後，就開始拉腳趾頭，檢查一下我們腳趾頭，到底有沒有受傷？

　　有沒有扭傷？經絡順不順暢？

　　要是有不順暢，在拉的過程裡面，就可以調整它的經絡，接下來抖動整隻腿，這就是做腿部穴道推拿的第一個步驟。

二、腿部的肌肉運動

　　剛才我們已經做完了腿部的穴道推拿，接下來要做第二個步驟，是【腿部的肌肉運動】，腿部的肌肉運動，我們從腿後側先開始做。腿部的肌肉運動範圍要全面，要做後面的腿部到小腿，包括正面、背面、外側、內側的腿部的推拿法。

　　我為大家示範腿後側的推拿法，先用顆粒按摩器來做小腿，記得一定要壓進去並慢慢往上推，大腿部位都是由下往上推，這樣肌肉比較容易有彈性，肌肉也才不會往下垂。

　　用顆粒按摩器推完了大腿以後，再用手型按摩器來做，

接著要推小腿，小腿剛好跟大腿相反，是由上往下推，也是速度要放慢，每次都要施力，壓進去再推。

在推大腿肌肉時也一樣，一定要先壓住肌肉，然後才慢慢往上推，速度放越慢越好。要是速度太快，不僅不能燃燒脂肪，反而會使腿部表皮的肌肉破皮。所以說一定要慢慢推，由下往上去推它；推拿者握按摩器做推拿時，力量要放在手掌的正中心，而不是在手指頭，是以手掌心為施力點，手指頭只充當輔助。推拿時是利用我們掌心的力量往前推進，而非指頭的力量，必須用掌心帶動按摩器來做推拿。

大腿推拿完成就接著往下推小腿，小腿的部份是由上往下推，因為小腿肌肉比較容易形成一束一束的。所以為了要推散肌肉，就一定要由上往下推，在推小腿的肌肉，推到它變柔軟為止。為了防止肌肉下垂，檢查肌肉彈性，最後一個步驟就是由下往上逆推，檢查一下肌肉有沒有哪裡卡住？比較硬的肌肉有沒有被推開？

要是他肌肉有硬塊，在逆推時就能察覺到，逆推的時候就會推不過去，推完了小腿請記得，一定要做膝蓋後方的肌肉，這塊肌肉要輕輕的按摩，因為膝蓋後方這個關節處比較容易疼痛，而且經絡比較脆弱，所以稍加刺激即可，

刺激它有什麼好處呢？會讓我們的膝蓋比較健康。

做完手型按摩器以後，接下來就是用桿麵棍來桿腿部的肌肉。運用桿麵棍的時候，一樣由下往上桿，小腿的部份請記得是由上往下，桿起來順暢即可停止，最後就用我們的雙手按摩一下腿部肌肉就好。

三、側邊推拿法

接下來我們要做【側邊推拿法】，首先請模特兒側躺，推拿者用顆粒按摩器做側邊推拿，由上往下推。由膝蓋推到腳踝的地方，推完了顆粒按摩器後，就用手型按摩器來推肌肉，推的方法跟前面的腿部推拿法相同。

從臀部推到膝蓋，膝蓋的地方輕輕推過即可，接著從膝蓋直接慢慢的推向小腿位置，直到腳踝然後腳背，腳背地方更是要輕輕的推，因為這裡非常敏感。順推做完以後，要由下往上逆推回去，藉此增加肌肉的彈性。接著我們要用桿麵棍由上往下桿，然後再逆推回去，做完桿麵棍以後，接著用雙手來按摩一下肌肉。

四、正面推拿法

腿部正面的推拿法，同樣先用顆粒按摩器來做，因為

腿部的內側、前面都比較敏感。剛開始做順推（由上往下推），最後再逆推（由下往上）。剛開始可以推大腿前面的肌肉，慢慢轉到大腿內側，在做大腿內側肌肉的時候要小心一點。因為大腿內側的肌肉更敏感，所以要慢慢的做、慢慢推，不要太用力。

接著，從大腿到膝蓋部位，用手型按摩器推拿，比較容易深入到肌肉層。用手型按摩器推拿時，要慢慢的一步一步做，速度不要太快。不能只摩擦表皮，而是必須深入到肌肉層裡面去。

順推做完後，就要做逆推，逆推可以增加肌肉彈性，並能預防肌肉老化。所以推完肌肉的最後步驟，記得一定要做逆推，做完了大腿逆推以後，接下來用桿麵棍，來桿桿我們的腿部，一樣我們用逆推上去。由於大腿內部的肌肉比較柔軟，所以大腿內部要用提拿法，用雙手的拇指跟食指來提拉大腿的肌肉，拉緊大腿內部的脂肪，才能把大腿內側的肌肉表皮拉緊，皮一緊，您大腿的脂肪就會減少，大腿就不會鬆垮垮了，因為大腿內側是我們最容易鬆垮、囤積脂肪的地方。

做完了大腿接下來要做小腿，小腿部份因為腓骨的關係，它前面都是骨頭。所以推拿者要把模特兒的腿抬起來，

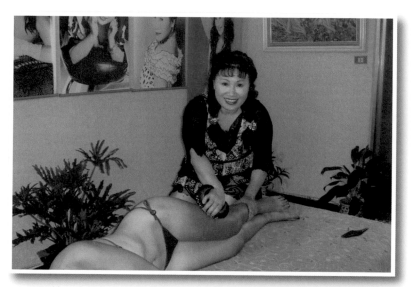

▲用顆粒按摩器推拿側腿的肌肉，可以美化腿部的曲線。

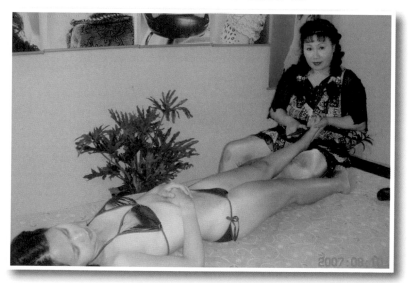

▲用手型按摩器推拿腿部到腳背，能增加腿的耐力。

放在推拿者的腿上，然後輕輕的推，不要太用力。小腿最重要的部位就是小腿肚，推小腿肚可以預防蘿蔔腿，這部分只是要讓它血液循環更好，順筋就可以了，慢慢做到腳踝，再到腳背。

腳背的經絡非常多，請用手型按摩器來推拿，要輕輕、慢慢地做到腳趾頭，用手型按摩器推一下她的腳背，順一下筋絡以後，接著要拉她的腳趾頭來順筋絡。要拉腳指頭以前，先用大拇指，按摩一下她整個腳背，接著先拉她腳的小趾頭，再到大拇趾，每根腳趾頭都要拉，再檢查一下整條腿有沒有順筋？順筋了以後，就抖動一下她的腿部，看哪裡不適？沒有的話，腿部的按摩就已經完成了。

五、肢體運動

做腿部的肢體運動，第一個動作就是踢腿，先請模特兒的腿平舉起，左膝蓋彎曲，推拿者左手扶住模特兒的後腳跟，右手輕放在模特兒的膝蓋上，推拿者用左手順勢將模特兒的左腳往前用力踢，再回復原來位置再踢，反覆踢腿，每一條腿需要踢十下。做完踢腿以後，可以拉緊腿部內側的肌肉，以及整條腿的肌肉，以增加它的彈性。

六、DIY 自行運動法

1. 腿部推拿法：

　　自己在家都可以做的腿部按摩手法，是用雙手來推腿部肌肉，推拿腿部的肌肉是由上往下推，用揉推的方式。要是您覺得用雙手推很累的話，可用桿麵棍桿，由上往下桿，當然用桿麵棍之前，記得一定要擦潤滑油，皮膚太乾會容易破皮。若您手中有手型按摩器，可以用手型按摩器來做推拿，一樣是由上往下推。一樣要抹上油再來推，一吋一吋的往下推，使用按摩器的效果當然比您的雙手和桿麵棍更深入，更容易燃燒脂肪，最後記得一定要由下往上逆推回去。

2. 踢腿：

　　跟前面介紹過的踢腿運動做法一樣，只是自己踢效果會比較差一點。現在就來示範自己做的 DIY 踢腿肢體運動。

　　首先，平躺於床上，右腿伸直，左臂抬起並彎曲左腿的膝蓋，記得腳尖要翹起來，小腿用力往前踢直，踢到前面再拉回並反覆踢，踢完了左腿再換右腿，一次大約踢十至二十下左右。

3. 兩腿交叉運動：

　　要是您覺得自己耐力很好的話，可以增加左右腿的交叉運動，臀部抬起、雙腿舉高，快速兩腿左右交叉，記得一定要伸直並抬高一點，大約做十至二十下左右。

　　這些運動都是我們自己平常可以做的，都能達到美腿的效果。經過我的示範，相信您對運動美容，已有更進一步認識。愛美是女人的天性，為了擁有更健康、更苗條的身材，以及曼妙的姿態，您一定要有決心與毅力，將整套運動美容學成。

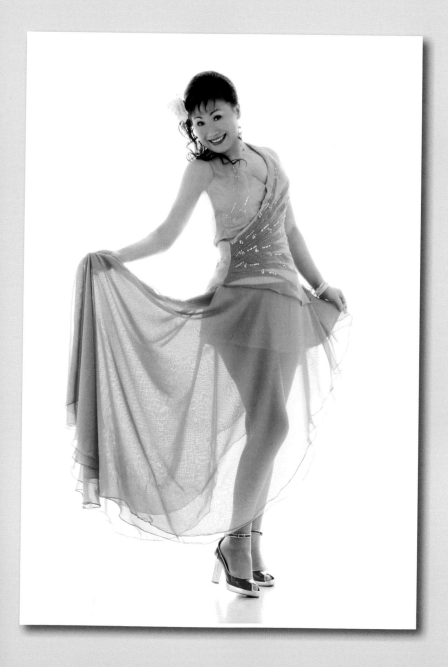

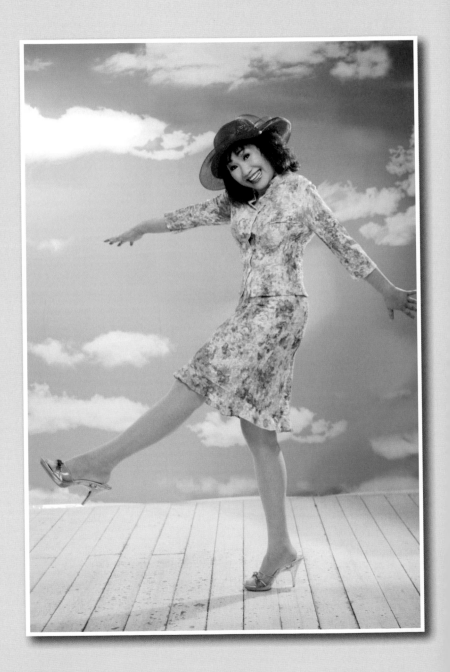

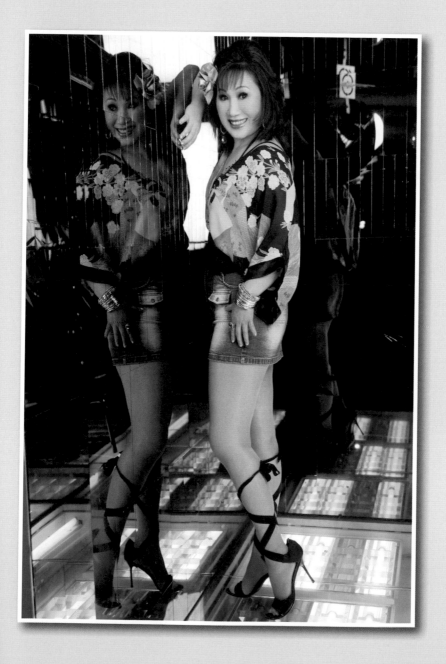

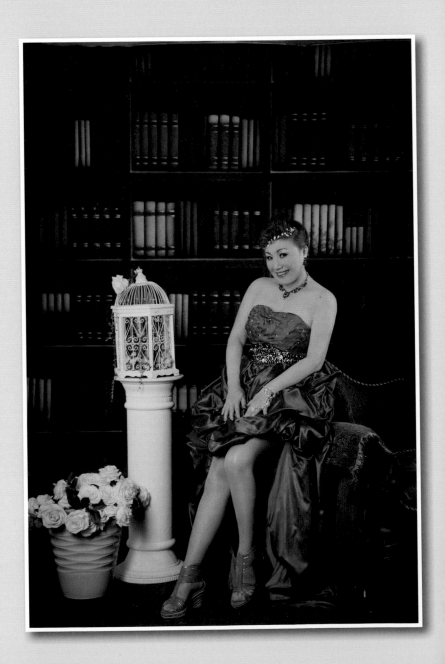

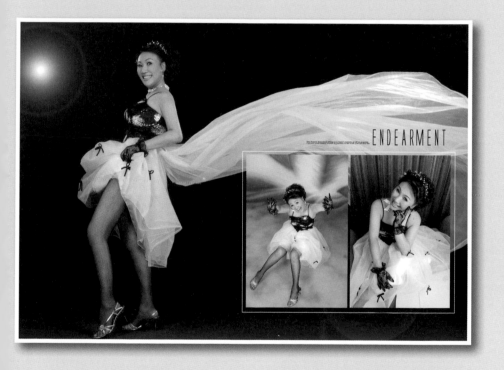

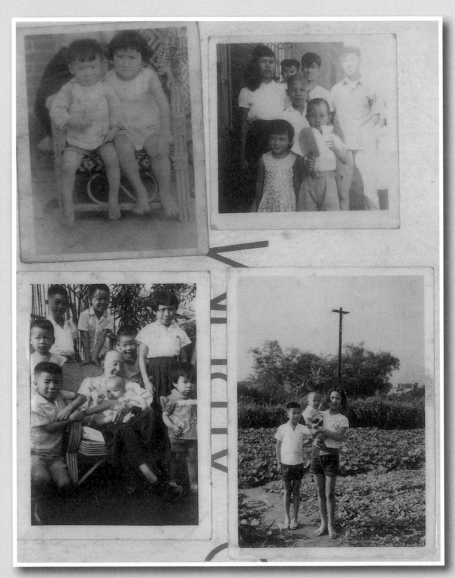

▲聰明伶俐活潑可愛的葉靚春，是葉家的掌上明珠。

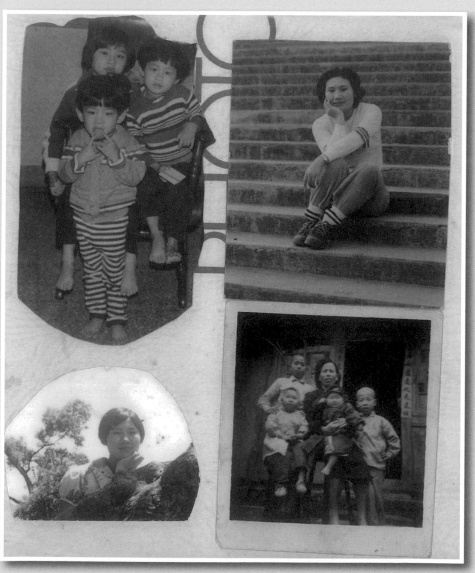

▲葉靚春自幼成長於充滿慈愛與良善的家庭。

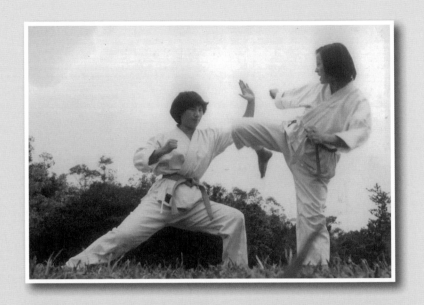

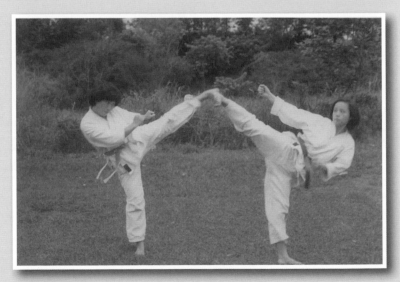

▲葉靚春（左）是空手道二段高手，出拳機動靈活，威力無比。

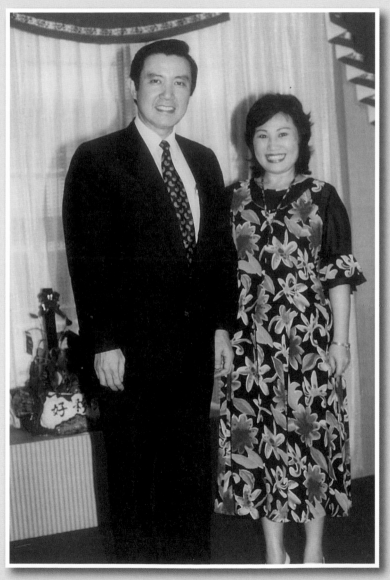

▲穴道推拿專業功力一流的葉靚春（右），曾獲前總統馬英九頒獎表揚。

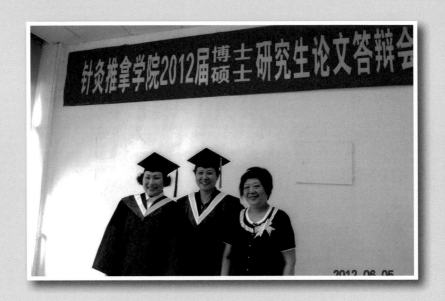

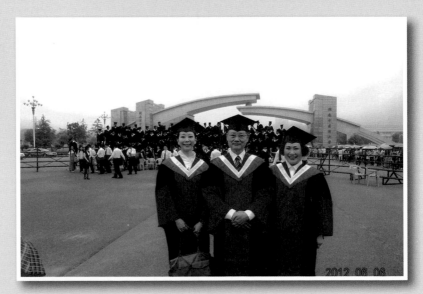

▲葉靚春（上圖左、下圖右）榮獲湖南中醫藥大學博士學位。

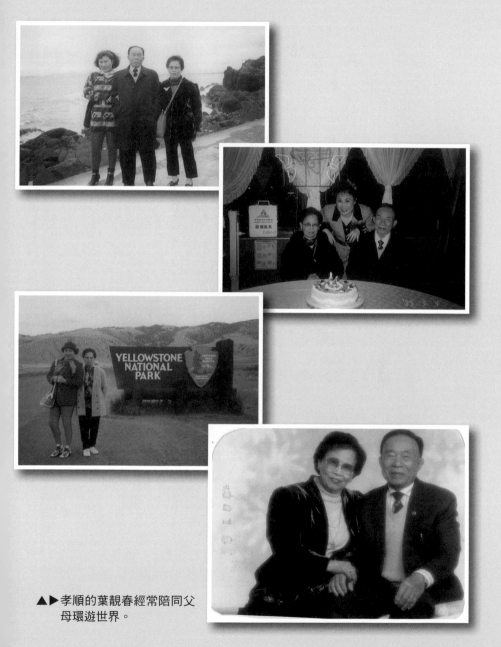

▲▶孝順的葉靚春經常陪同父
　母環遊世界。

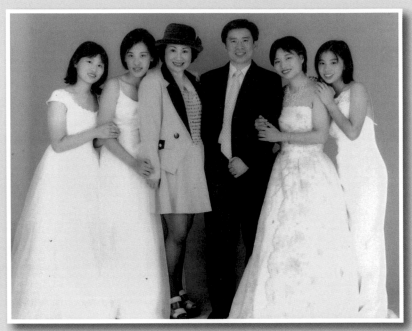

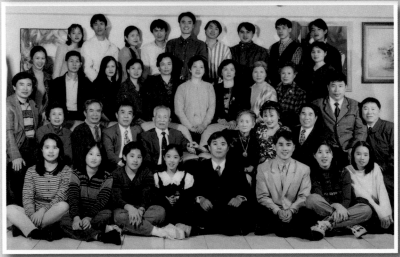

▲葉靚春（二排右四），全家族和樂融融，享受幸福的天倫之樂。

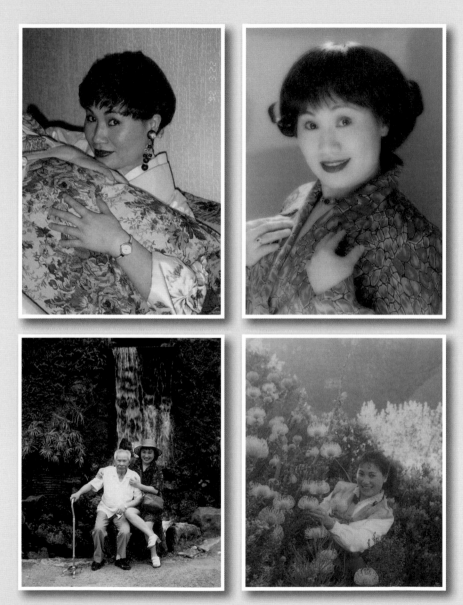

▲貌美天仙的葉靚春，人美心善，事親至孝。

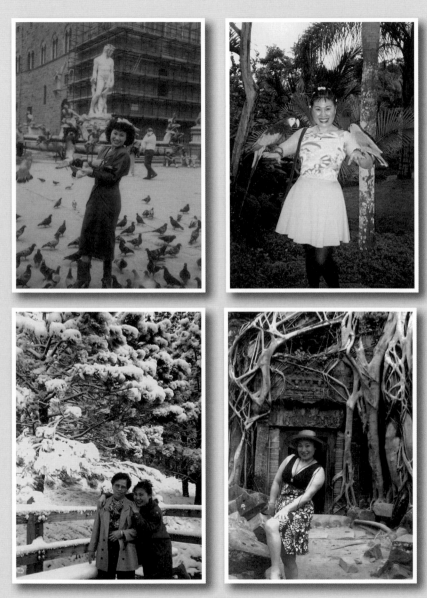

▲喜歡探險神秘、自然的葉靚春，暢快環遊世界。

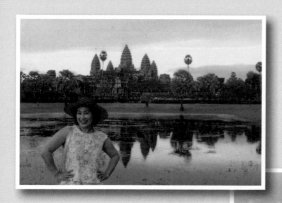

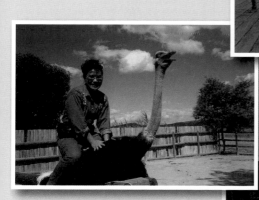

▲▶世界美景歡樂旅遊。

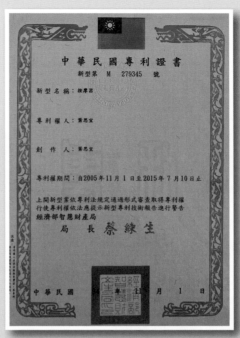

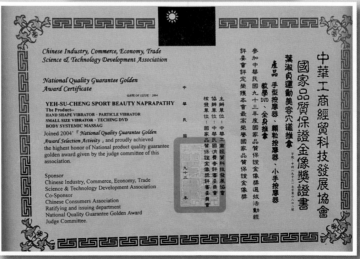

▲葉靚春榮獲按摩器專利發明獎。

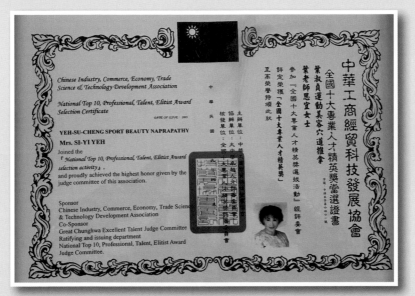

▲葉靚春榮獲「全國十大專業人才精英獎」

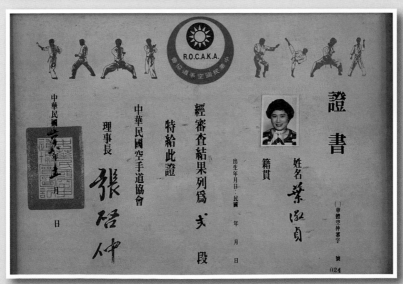

▲葉靚春是空手道二段的高手。

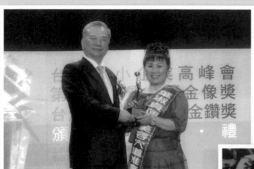

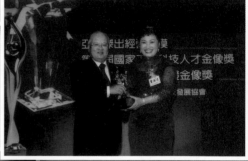

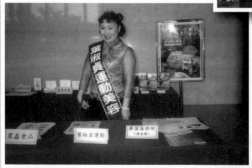

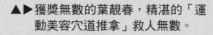 獲獎無數的葉靓春，精湛的「運動美容穴道推拿」救人無數。

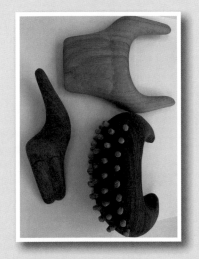
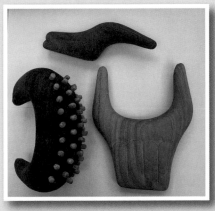

▲葉靚春獨創並榮獲專利的「顆粒、手型、小手按摩器」。

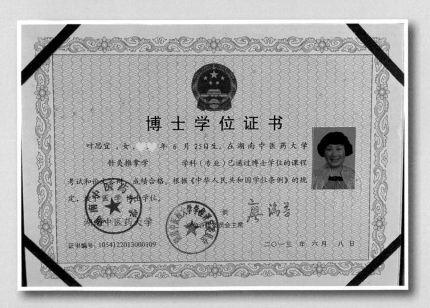

▲葉靚春於 2013 年榮獲湖南中醫藥大學博士學位。

書是你最好的名片
出書，讓你被全世界看見

你想成為暢銷書作家，借書揚名嗎？

只要出版一本自己的書，就能躋身成專家、權威、人生贏家！
是你躍進強者階層的最短捷徑，創造知名度和擴大影響力！讓您——

★推廣自家產品★

★建立個人品牌★

★最吸睛的公關★

★創造被動收入★

★晉升專業人士★

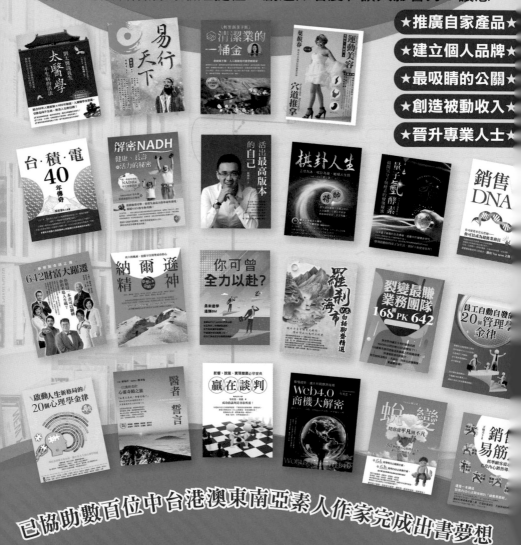

智慧型立体學習出版＆培訓集團

結合出書與賺錢的全新商業模式
一石三鳥的絕密BM，成就你的富裕人生！

01 被動收入
自己就是一間微型出版商，取得出書經營權，引薦越多人，收入越可觀！

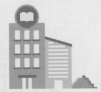

02 出書 1+1
第 1 本書，與知名作家合出一本書；第 2 本為自己著作，坐擁版稅，成為暢銷書作家！

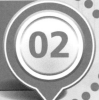

03 高CP值
讓你邊學＋邊賺＋出書＋拓人脈＋升頭銜，成為下一個奇蹟！

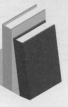

智慧型立体學習體系，
首創 EPCBCTAIWSOD 同步出版，
也是兩岸四地暢銷書製造機，
如今最新邊學邊賺 BM，
不僅讓你寫出專業人生，
更能打造自己的自動賺錢機器！

目標　行動
智慧　資源

以書導流
以課導客

服務專線：02-**82458318**

地址：台灣新北市中和區中山路二段 366 巷 10 號 3 樓

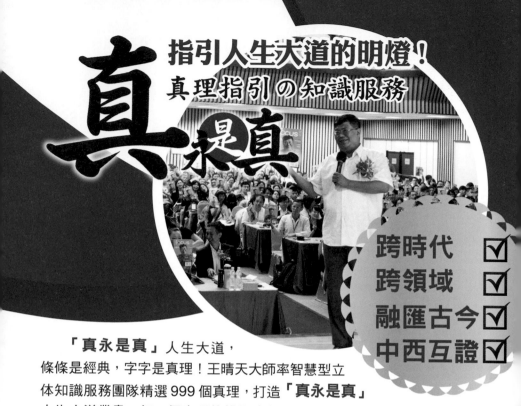

指引人生大道的明燈！
真理指引の知識服務

真永是真

- 跨時代 ☑
- 跨領域 ☑
- 融匯古今 ☑
- 中西互證 ☑

「真永是真」人生大道，條條是經典，字字是真理！王晴天大師率智慧型立体知識服務團隊精選 999 個真理，打造「真永是真」人生大道叢書，每一個真理均搭配書籍、視頻、課程等，並融入了數千本書的知識點、古今中外成功人士的智慧，全體系應用，讓你化盲點為轉機，為迷航人生提供真確的指引明燈！

333 本書
影音視頻
999篇真理
Mook 20鉅冊

……共 999 篇

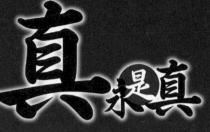

真讀書會 生日趴 & 大咖聚

真讀書會來了！解你的知識焦慮症！

在王晴天大師的引導下，上千本書的知識點全都融入到每一場演講裡，讓您不僅能「獲取知識」，更「引發思考」，進而「做出改變」；如果您想體驗有別於導讀會形式的讀書會，歡迎來參加「真永是真·真讀書會」，真智慧也！

2024 場次	2025 場次	2026 場次
11/2（六）	11/2（日）	11/7（六）
13:00~21:00	13:00~21:00	13:00~21:00

📍 地點：新店台北矽谷國際會議中心
（新北市新店區北新路三段 223 號捷運大坪林站）

立即報名

★ 超越《四庫全書》的「真永是真」人生大道叢書 ★

	中華文化瑰寶 清《四庫全書》	當代華文至寶 真永是真人生大道	絕世歷史珍寶 明《永樂大典》
總字數	8 億 勝	8 千萬字	3.7 億
冊數	36,304 冊 勝	353 本鉅冊	11,095 冊
延伸學習	無	視頻&演講課程 勝	無
電子書	有	有 勝	無
NFT & NFR	無	有 勝	無
實用性	有些已過時	符合現代應用 勝	已失散
書完整與可及性	收藏在故宮	完整且隨時可購閱 勝	大部分失散
可讀性	艱澀的文言文	現代白話文，易讀易懂 勝	深奧古文
國際版權	無	有 勝	無
歷史價值	1782 年成書	2024 年出版 勝 最晚成書，以現代的視角、觀點撰寫，最符合趨勢應用，後出轉精！	1407 年完成 勝 成書時間最早，珍貴的古董典籍。

「真永是真」人生大道叢書，將是史上最偉大的知識服務智慧型工程！堪比《四庫全書》、《永樂大典》，收錄的是古今通用的道理，具實用性跨界整合的智慧，絕對值得典藏！

史上最神奇的24堂課

被禁 70 年的全美歷史上最具影響力的潛能訓練課
任何導師都不願意教給弟子的秘密課程
促成比爾·蓋茲輟學創業的「私密教程」
如今想一窺其神奇之奧秘並學習的朋友有福了，

「史上最強の24堂課」最強效的實體課
震撼登場！！

被政商各界精英聯手隱秘百年的成功禁書——查爾斯·F·哈尼爾 (Charles F.Haanel) 創作的《史上最神奇的 24 堂課 (The Master Key System)》，市面上的翻譯本多達數十種，書本容易取得，但針對這 24 堂課開設的實體課卻很少。在智慧型立體學習平台的精心策劃與籌備下，耗時 5 年的時間結合當代各大師開課，推出為期兩年的系列課程，堪稱培訓史上最強工程！

你過去在學校教育、成功學書籍、課程、演講裡，找不到的答案、解決不了的問題，都可以在「史上最強 24 堂課」中找到並解決。我們將有系統地透過內外兼修的最佳教程，助你發揮內在潛能、鍛鍊外在技能，完整傳授擁有**雙能 (能量＆能力)** 的秘訣，讓你成為不被時代淘汰的大贏家！

引爆你的潛能，翻身逆襲！！

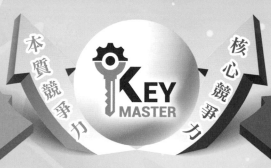

本質競爭力　　核心競爭力

能量、認知
思維、價值

KEY MASTER

能力、資源
人脈、圈子

挖掘你內心巨大的能量

最偉大的財富存在於內心的潛在力量
百年來最具影響力的「潛能開發訓練體系」

開啟財富與成功的金鑰匙——
史上最強 24 堂課

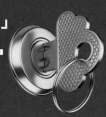

「史上最強 24 堂課」是全台唯一最完整、強效的個人天賦潛能開發體系，既有修練身心靈的潛意識訓練法，又有指導我們走向成功的方法與技能。這套潛能開發財富訓練生命改造計畫為期 2 年，每月上 1 堂 2 整天實體課，共 24 堂，提供了：**啟動潛意識｜潛能訓練｜思維開發｜培育自信力｜視覺化目標｜重塑人格與價值｜建構和實現夢想｜靈活思考訓練營｜暢銷書作者班｜公眾演說班｜AI 技巧實戰班｜借力眾籌班｜催眠式銷售訓練營｜ESBI 創富腦革命｜無風險創業**……等系列課程，將理論與實踐相結合，通過反覆對心靈的訓練來強化思想，你將學會如何開發無限潛能，並下定決心做出改變，訓練出更強大的自己，邁向巔峰！將財富、成功、健康、幸福盡握手中！

① 24堂課程
（理論＋實踐）

② 人生答案書
＆最神奇的
內在力量書

③ 原版
英文書

④ 繁體
中文版

史上最強
24
堂課
完整版大全集

知道蘋果賈伯斯、
功學之父拿破崙·
爾、香港首富李嘉
等成功人士獲得巨
財富的秘密嗎？

即掃描 QR 碼，
名卡位！

上課時間 ▶ 開學日 2025.1/4 & 1/5
✓ 每月第一個週六及其後的週日開課
　（遇國定假日上課日期順延）
✓ 每一堂為 2 日全天班
✓ 每月 1 堂課，24 堂課需 2 年學成，可接受
　複訓，至功成名就為止！

學費 ▶ 兩年24堂課，定價 $998,000元

更多詳情請至〔新絲路網路書店〕查閱或撥打
☎ 客服專線 02-8245-8318

史上最強 寫書&出版實務班

全國最強 **4** 階培訓班，
見證人人出書的奇蹟。

素人崛起，從出書開始！
讓您借書揚名，建立個人品牌，
晉升專業人士，
帶來源源不絕的財富。

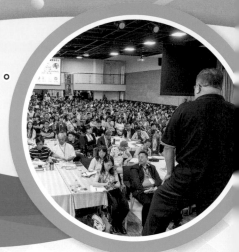

　　由出版界傳奇締造者、超級暢銷書作家王晴天及多位知名出版社社長聯合主持，親自傳授您寫書、出書、打造暢銷書佈局人生的不敗秘辛！教您如何企劃一本書、如何撰寫一本書、如何出版一本書、如何行銷一本書。

- 理論知識
- 實戰教學
- 個別指導諮詢
- 保證出書

P 企劃
P 出版
W 寫作
M 行銷

5 改變人生的個方法
一本兼顧理論與實務的
最佳人生指引

當名片式微，
出書取代名片才是王道！！

《改變人生的首要方法
～出一本書》 ▶▶▶

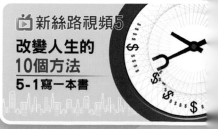

新絲路視頻5
改變人生的
10個方法
5-1寫一本書

國家圖書館出版品預行編目資料

運動美容穴道推拿 / 葉靚春、吳錦珠 著 . -- 初版 --
新北市中和區：活泉書坊出版 , 采舍國際有限公司
發行，2024.08　面；公分 · --（Color life ; 61）
ISBN 978-986-271-998-5（平裝）

1.CST: 按摩　2.CST: 美容　3.CST: 推拿　4.CST: 經穴

413.92　　　　　　　　　　113008829

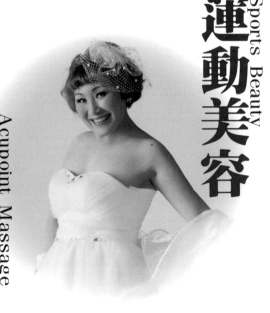

運動美容 Sports Beauty

穴道推拿 Acupoint Massage

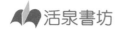 活泉書坊

運動美容穴道推拿

出 版 者 ■ 活泉書坊
作　　者 ■ 葉靚春、吳錦珠　　　品質總監 ■ Jacky Wang
總 編 輯 ■ 歐綾織　　　　　　　文字編輯 ■ Helen
封面設計 ■ 陳志瑋　　　　　　　插　　圖 ■ 洪伊珊
排　　版 ■ 唯翔工作室

台灣出版中心 ■ 新北市中和區中山路2段366巷10號10樓
電話 ■（02）2248-7896　　　　　傳真 ■（02）2248-7758
物流中心 ■ 新北市中和區中山路2段366巷10號3樓
電話 ■（02）8245-8786　　　　　傳真 ■（02）8245-8718
ISBN ■ 978-986-271-998-5
出版日期 ■ 2024年8月初版

全球華文市場總代理／采舍國際
地址 ■ 新北市中和區中山路2段366巷10號3樓
電話 ■（02）8245-8786　　　　　傳真 ■（02）8245-8718

新絲路網路書店
地址 ■ 新北市中和區中山路2段366巷10號10樓
網址 ■ www.silkbook.com
電話 ■（02）8245-9896　　　　　傳真 ■（02）8245-8819

本書採減碳印製流程，碳足跡追蹤，並使用優質中性紙（Acid & Alkali Free）通過綠色碳中和印刷認證，符合歐盟&東盟環保要求。

線上 pbook&ebook 總代理：全球華文聯合出版平台
地址：新北市中和區中山路 2 段 366 巷 10 號 10 樓
● 新絲路電子書城 www.silkbook.com/ebookstore/
● 華文網雲端書城 www.book4u.com.tw
● 新絲路網路書店 www.silkbook.com

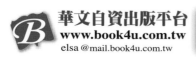